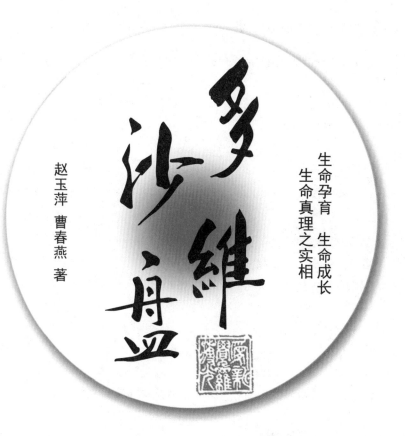

多维沙盘

生命孕育　生命成长
生命真理之实相

赵玉萍　曹春燕　著

Wuhan University Press
武汉大学出版社

图书在版编目(CIP)数据

多维沙盘 / 赵玉萍，曹春燕著.—武汉：武汉大学出版社，2016.8
ISBN 978-7-307-18254-7

Ⅰ.多… Ⅱ.①赵… ②曹… Ⅲ.心理疾病－精神疗法 Ⅳ.R395.2

中国版本图书馆CIP数据核字（2016）第158802号

责任编辑：陈　岱　刘汝怡　责任校对：叶青梧　版式设计：刘珍珍

出版发行：**武汉大学出版社**　（430072　武昌　珞珈山）
　　　　　（电子邮件：cbs22@whu.edu.cn 网址：www.wdp.com.cn）
印刷：三河市祥达印刷包装有限公司
开本：710×1000　1/16　　印张：14　　字数：210千字
版次：2016年8月第1版　　2016年8月第1次印刷
ISBN 978-7-307-18254-7　　定价：48.00元

多
维
沙
盘

多维是什么，许多人有不同的解释。

多维沙盘是什么，自然许多人也有不同的解释。

1957年物理学家休·埃弗莱特（Hugh Everett）用量子力学提出了多重现实的理论，他表示在已知的世界里可以有许多不同的过去与未来。但现在我们所知道的也许更复杂，现在的理论是：有许多不同的宇宙，而我们所发生的过去已经在不同的宇宙里发生过了。

布莱斯·塞利格曼·德维特（Bryce Seligman DeWitt）把这多重世界的公式再广义化，而他的多重世界理论是目前最有科学根据的，也是最为人所广泛接受的理论。

我们走近赵玉萍导师，她谈的更多的是别人的世界，很少谈到自己。但她的未泯童心，很纯很纯。聆听她谈父亲，谈爱情，谈财富，谈色彩，谈抱负，她总会归到沙盘的展示，这让我眼前一亮。我遐想：女性玩沙盘，一定是个好玩的知性女人。我和爱人张淑美与她有过一次彻夜的长谈，就是那一夜，我对她的尊敬油然而生，我佩服她钟情于沙盘的生命思考。

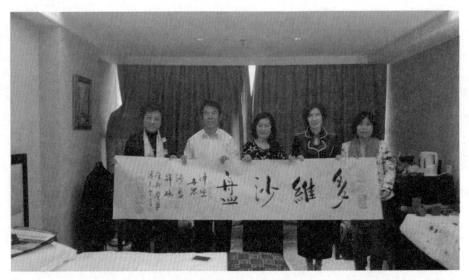

左起依次为：作者赵玉萍、爱新觉罗·溥光、张淑美、杨萍、王丽萍

    沙盘游戏疗法（sandplay therapy）是目前国际上影响深远的心理分析技术，市井标榜自己是什么大师者，多浅薄无味，少有赵玉萍导师从"术"到"道"的心理透视与观察。赵玉萍导师不拘泥于客体的地位、学养、年龄、性别、职业，都能通过小小方寸的沙盘让你参与、让你自悟，有形的、无形的，都可在她的导引下，穿越时空，穿越灵魂最能触动人心的心结之处，会令你在瞬间重新审视自己。许多走进她多维沙盘世界的人，都感触到久违的自心返照。

    赵玉萍导师的多维沙盘世界可以走进大自然，更可以放飞空灵的内心世界。难言之隐、释放痛楚、原谅他人，还有客观地俯瞰世间一切得失、亲疏、荣辱，不分种族、不分国界、不分贫富，都会在赵玉萍导师多维沙盘的引导下循序渐进地看到希望之光。多维沙盘被广泛应用于儿童的心理教育与心理治疗；在大学和医院的心理诊所，也深受人们欢迎。通过唤起童心，人们找到了回归心灵的途径，身心失调、社会适应不良、人格发展障碍等问题在沙盘中都得以化解。

    赵玉萍导师的多维沙盘的参与体验，感染的不仅是当时的共鸣，而是生命影响生命的欢愉。我曾经与许多大专院校的心理分析师、国际分析心理学会(IAAP)心理分析家、国际意象体现学会治疗师、应用心理学课程主任、国际沙盘游戏治疗学会(ISST)和美国沙盘游戏治疗学会沙盘治疗师探讨过赵玉萍导师的多维沙盘的独特价值，得出的结论是——她填补了华人世界的沙盘游戏治疗体系的空白。

无为也好、开心也好、多维也好，沙盘游戏治疗体系终要通灵才妙，走近赵玉萍导师，翻阅她的《多维沙盘》巨著，图文真实而生动。当一个人内心的困苦难以用语言表达的时候，沙子可以帮他"说话"。其实在摆放物件的过程中，每个人心里都会有一个自己和自己对弈的过程，沙盘里是一个世界，沙盘外又是一个世界。不可思议的是，现实世界中的矛盾，却可以通过沙盘游戏世界解决。

赵玉萍导师目前已超越有沙和无沙、有音乐和无音乐、有彩的和无色彩的多维沙盘局限，向更深邃的沙盘科技领域进展。赵玉萍导师一沙一世界，一花一沙盘。她的多维沙盘用释放和呈现的方式来治疗"不扶而直"的共生正能量场，从多维沙盘引发"群体效应"，继而扩散到"社会效应"，产生了无限的精神张力。这不仅是她的研究成果，更是给她最大的褒奖。

张淑美是选美艺术研究院的主席，她看到赵玉萍再次著书立说，她说，美丽的女人笑在最前，而智慧的女人会笑到最后。

是呀，祝福您，我们最最尊敬的萍娃子。顺致一切鼎助此书出版的大师们。再谢！

爱新觉罗·溥光

2016.03.07作于香港

听沙、玩沙、乐沙

——聆听赵玉萍导师一沙一世界

沙，在指间流淌

沙，从玩开始

一沙一世界

一沙一飞驰

寓教于乐

沙粒给我粒粒皆迷痴

沙中有慧

沙中蕴智

沙的温度给了我体悟

沙的造型给了我励志

百折不挠方傲骨

淘尽泥沙始见金

沙里的那份安宁

沙里的那丝投射

沙里的那指导疏

或圆、或方、或楼、或阁

或聚、或散、或月、或日

随意的指尖划出意想不到的图腾！

顽童的橡笔在沙盘中呈现

财富的高峰！

我快乐着心灵图像的再现

植入属于美梦里的笑声！

爱的连接，在抚摸沙的那一刻

捡拾到人间比沙还珍贵的宝石！

那哪里是沙盘游戏啊

那分明是灵空中另一种对话

那根小火柴点亮的是希冀

也是毁掉所有的原罪

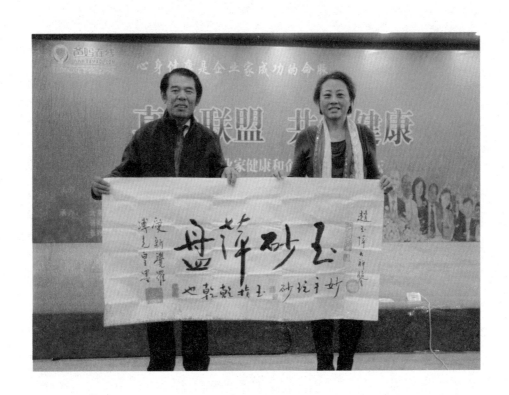

把"堵"变成"笑脸"

把"零极限"清理

救赎在泥沙中的

你、我、他

关爱生命，从现在开始

相信，我祈祷！

若把自己当作珍珠

总有被埋没的痛苦

还是把自己当作泥沙吧

让众人把我们踩成一条道路！

爱新觉罗·溥光，国家新闻发言人，当代著名心理研究学者、诗人、作家，"爸妈在线"专家委员会主席。他是清太祖十一代孙，与中国最后一位皇帝爱新觉罗·溥仪同辈，是在世的唯一的皇家溥字辈尚书房皇墨书法传承人，担任爱新觉罗·溥光皇墨书法研究院院长。他荣获终身成就奖，以及金奖、银奖多次。

多维沙盘

多维沙盘是由宇宙中多元化元素所组成，经历分化和拆解，搭配形成新的组合，达到再生和变化的目的，如同地球扬升的过程充满了无限的光和爱。

多维沙盘是运用宇宙中无处不在的有形及无形的能量体现其中，使之随时根据天、地、人、事、物，通过穿越时空而回到当下，从而帮助我们由内而外地全面了解自己的内心世界，并通过内观对"心象"进行自我解读，更清晰准确地认识自己，回归自我，探求问题根源，发现内在力量，进行自我整合梳理，得到心灵净化，最终达到自我疗愈，完善自我的效果。

多维沙盘就像五线谱，上面的每个音符如同我们生活的方方面面，各有其特点，就像那音符一样拥有自己的旋律。

这种旋律经由它们与声调及其他元素的组合再生成和演变出新的旋律，通过钢琴、古筝、吉他、架子鼓等乐器奏响，产生不同能量的振动频率，发挥不同的效能。

悲伤和喜悦都是唱出内心的声音，抒发情怀，针对不同口味、不同心情、不同需求的人，使用适合的旋律，同频共振，当旋律与生命的频率一致时奇迹就发生了。

多维沙盘正是将每个人心里的不同旋律调动出来进行拆分、整合，使过去的、现在的、未来的自己心灵深处奏响新的旋律，新的旋律通过多维沙盘的不同心象呈现出来，达到内在与外在的同频共振。外在就是心的投射，当内心改变了，心象也就不一样了，外在呼应你的心。

多维沙盘让你成为生命真正的主人，更改你人生的剧本，为自己重新导演、编写一个想要的人生剧本，创造你美好的人生。

多维沙盘的主旋律是：无论技巧，无论工具，都是协助你回到自己的实相。知道你是你生命的主人，你是你人生的导演，你可以创造你的人生。你的能量、频率振动和新思维决定了你的心灵富足。

在《多维沙盘》这本书里，你可能是通过一首诗歌的倾听，看到你的内在；可能是通过"忆往昔峥嵘岁月稠"的美好回忆，找到丢失多年的自己；可能是通过一个故事的感悟，觉察自己的纠结所在；通过一个案例的共鸣，引发了转变的契机。在这首宏伟悠长的交响乐里，总有一个旋律是适合你的，它能够陪伴你听到自己的声音，扬升你心灵的富足，唱响你心中的歌。

此书共三篇二十四章内容，以生命之孕育、生命之成长和生命真理之实相为主线，用故事、案例、生活经历和感悟等多维度讲述了作者的经历，以及陪伴、体验过的每一个个体、家庭、团体的身心灵的生命历程，每个人的实相都是无限的光、无限的能量、无限的智慧和无限的爱。

每章的前面都有插图和高能量引言，每章的后面有多维沙盘名言集锦和能量转化训练。

第一篇"生命之孕育"，内容是阐述多维沙盘的诞生；第二篇"生命之成长"，内容从多维层面阐述生命成长的历程；第三篇"生命真理之实相"，内容从丰富的内在、无限的能量，达到爱的回归。每个篇章之间，既相对独立，又环环相扣，意义深远，所有呈现的"心象"都是不同的你的过去、现在、未来，以及术、法、道的融合。

《多维沙盘》打破沙盘游戏的传统框架和设置，在充分融合传统心理学、后现代心理等核心技术的基础上，结合时代新精神、广义科学论等精粹理论，汲取"儒、释、道"国学精华，尝试进行创新与变革。

在多维沙盘这首宏伟悠长的交响乐里，你可以尽情发挥想象力创意出：如"沙盘作文；沙盘绘本，沙盘对话，艺术沙盘，亲子沙盘，家庭沙盘"林林总总的多维沙盘世界。总之，在多维沙盘世界里一定有一个旋律是适合你的，它们能够陪伴你听到自己的声音，扬升你心灵的富足，唱响你心中的歌。

在术的层面，《多维沙盘》是融合多方面心理技术的一个训练课程，而这些技术无一不是出自每个学问体系中最精华的部分。

在法的层面，《多维沙盘》是"兼容并蓄、融汇创新"的代表课程，它是强调"以目标为导向，以效果为验证"的实战系统。

在道的层面，《多维沙盘》是训练在更高维度上看待世界，是彻底地觉知自我、观察世界、了悟生命的修炼过程。

感谢为此书题词"多维沙盘"和写序的皇墨传人、爱心大使——爱新觉罗·溥光先生，张淑美主席。

感恩台湾赛斯教育基金会许添盛医师，以及出版社编辑陈岱等老师对于此书的推荐和指导！感恩曹春燕老师的鼎力协助！

特别感谢廊坊市典苑文化传媒有限公司董事长吴巍女士、牛连山先生，及其公司团队所有老师为此书所做出的无微不至的关爱和鼎力支持！

感谢所有提供案例故事的学员们，感谢王紫辉、续慧敏、及领杰、车中权、贺华玲、卫丹云、张淑娜等老师为本书校对文稿和爱心支持！

感谢有二十年多年感情的新疆学生们在本书中爱的分享。

感谢天下第一城长安宫所有工作人员在我写书阶段给予的真情服务。感谢来自全国各地的亲朋好友爱的支持和鼓励！

本书中提供的照片、故事均需经本人同意刊登，请勿抄袭。书中内容表达的是作者亲身经历、陪伴、参与、体验的过程，真实可信。

由于时间关系，编写本书时，可能出现纰漏，请各位见谅、斧正。

一切都是最好的安排！

我们相信，一切皆有可能！

因为我们是无限的光，我们是无限的智慧，我们是无限的能量，我们是无限的爱！

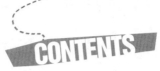

CONTENTS
目录

第三篇　生命真理之实相

生命之孕育

"生命之孕育"阐述多维沙盘的诞生

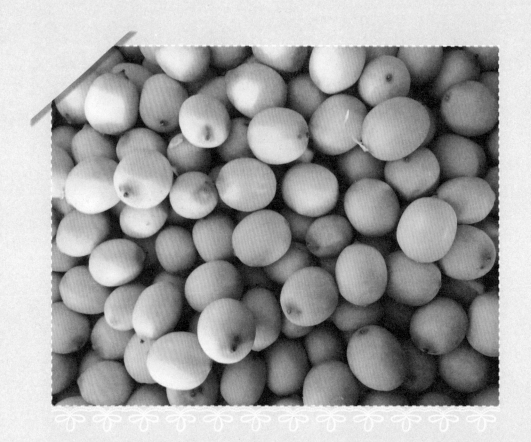

《莲子》拍摄于湖南长沙

　　一个看不到的瞬间，一个听不到的刹那，一个感觉不到的生命之吻。我来了，生命的诞生！我来了，生命的奇迹！我来了，生命的延续！

　　我来了，带着生命长河的智慧信息！我来了，带着生生不息的灵气！我来了，带着永恒不变的爱的延续。我的奇迹，生命中意识与潜意识的默契；我的奇迹，生命中身躯与心灵的合一；我的奇迹，一切与万物的自然运行所皈依。

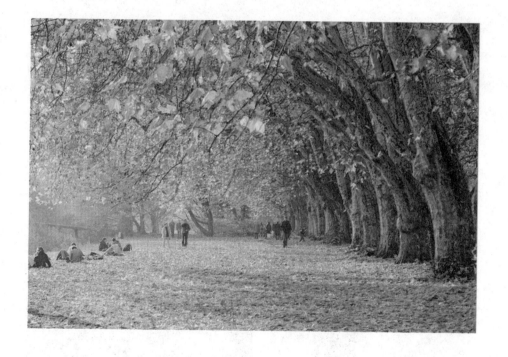

远方吹来一阵秋风，挂起了满树的果实，只等到播种时节的来临，

噢，遍地是，遍地是，生命的精灵。

噢，我心中的梧桐树！

生命之孕育

我与曹春燕老师相识于2011年7月，在南京全国心理学千人大会上。她是台湾省著名的心灵导师。之前几年我们都开设有自己的工作坊，见面的机会很少。那时我们虽然彼此还不熟悉，但都已经很认可对方，因为我们每年都在心理学大会上做工作坊，学员口碑非常好，对于双方都有想见一面的愿望，只是机缘没让我们早几年相识。

　　南京全国心理学千人大会上，我们终于见面了，她中等身材，满脸灿烂的笑容，我们就像多年未见的老友，亲热地拥抱问候！在课堂上她总是神采奕奕，激情昂扬，我能够感受到她内在功底的深厚和对祖国那份浓浓的爱，她的真诚感动着所有的人。

　　2012年，在她受邀为国家网瘾教育基地做总督导期间，我和曹老师再次相聚在北京，相聚在高大挺拔、枝繁叶茂、充满生命活力和希望的梧桐树下。"凤凰非梧

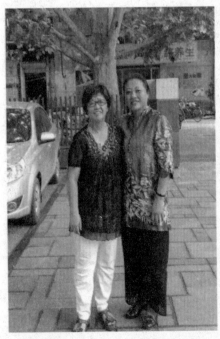

曹春燕老师（左）和赵玉萍老师于2012年拍摄于北京的梧桐树下

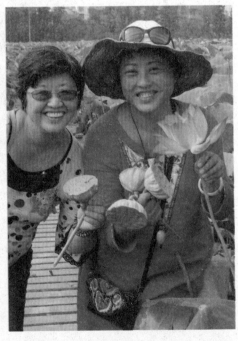

曹春燕老师（左）和赵玉萍老师于2015年拍摄于江西丰城的荷花池

多维沙盘

不栖",它见证了我们姐妹的情谊天长地久,预示着我们将播种和收获秋的果实,生命的精灵会从此遍地开花!

多维沙盘名言集锦

我就是自己找寻一生的佛!

外在没有别人,都是自己的投射!

你,就是你找了一生的佛!你,就是等了你一生的佛!

因为迷惑,你认不出自我。因为觉醒,你终于找到了自我。

佛就是觉悟的你,觉悟就是一个认出自己是谁的过程;是一个明了自己从哪里来,到哪里去的过程;是一个不断修正自己达到正果的过程。

你,就是你一生找寻的佛!

你,就是你找寻一生的佛!

——原来,我就是自己找寻一生的佛!

能量转化训练——扩大心象

1. 闭上你的眼睛,让一个代表你在世上的目的的画面、象征或形象来到心中。

2. 把你的象征带进心里,请宇宙的更高力量把更多光明和生命纳入其中。把你的象征画在此地。

3. 想象的象征改变颜色、质地和尺寸,让它以它的智慧对你说话,显示给你如何能释放它以帮助人类。

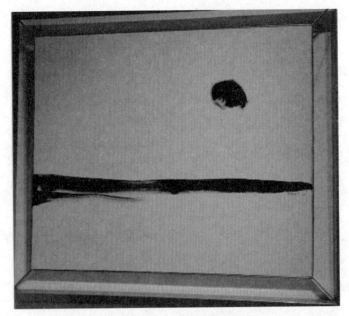

本体心理学创始人安东尼奥·梅内盖蒂教授的作品《地平线》

　　《多维沙盘》打破沙盘游戏的传统框架和设置，在充分融合传统心理学、后现代心理等核心技术的基础上，结合新时代精神、广义科学论等精粹理论，汲取"儒、释、道"国学精华，尝试进行创新与变革。

多维沙盘

2012年5月，我和曹老师应北方某教授的邀请为学员讲授沙盘与OH卡的课程，当时我的专业课程是沙盘游戏系列，曹老师的课是"读书会与OH卡"心灵成长课。

我把自己的处女作《一沙一世界》送给她，并希望她能够多提宝贵意见。

曹老师看后，很兴奋地对我说："你的沙盘游戏课程的确很棒，非常受学员的欢迎，你个人对于沙盘游戏的钻研非常用心和努力，有了不错的成果，自己编辑书和教材，应该说是名副其实的沙盘专家了。但是，你有没有发现，沙盘游戏虽然很好玩、很神奇，可是每次培训你还要带着道具走南闯北，是不是不太方便？"

我当时听了这话，还不以为然地回应说："没办法，全国的培训市场都这样。""不是每一个培训公司都有这个条件购置一套几万元的沙盘物件放在工作室里供欣赏的。那你有没有考虑过变化一下或者改革一下呢？"她紧接着问。"那么多人都在做这种培训，要有办法，早就有人用了。"我有些不耐烦地回应着。"不一定哦，也许奇迹就会在你身上发生呢？只要你敢想！""啊……"我有些被将在那了，为了不让自己失态，我开始历数曾经尝试的变化，比如将沙盘盒做成箱子样，设计成能将沙子、物件装在一起，一拉就走，还讲到曾经为了改革，找网络游戏公司设计用软件的形式演示沙盘，等等，就是想证明自己是在一直努力地做事。当我喋喋不休地一件件陈述自己的"业绩"的时候，我发现她不那样咄咄逼人地发问我了，我心中小窃喜，心想："她又不懂行，能有什么高见？"

停顿了5分钟左右，曹老师突然又说："哎，既然什么法都用了，其结果还是没变，那你敢不敢彻底超越自己，来一个不用沙盘的沙盘来做教学和案例呢？""啊，那不是就脱离沙盘了吗？不行！不行！不行！"我一连说了三句不行，"如果要那样，大家不一定能认可，风险太大了，我还是老老实实地将现状维持下去得了，别给自己找麻烦！"但此时曹老师坚定地说："一个人如果只在一条路上走，而不去开辟新的道路，那旧有的路，走的人多了，就会越来越窄，你不敢突破现有的瓶颈，说明你内心有恐惧。赛斯说过'你创造你的实相'，要放下恐惧，你能做的，就是完完全全相信自己可以做到！"她的这几句话虽然我也经常在

生命之孕育

培训过程中讲给学员听，事实上生活中我也如同他们一样，在犯着同样的错误。是呀，我为什么说的和做的没有言行一致呢？

一个真正的心灵导师，除了应教给学员理论和实操的技术外，更重要的是自己在内心世界的不断觉察和提升。只有自己内在的力量强大起来，才能够将这份正能量正确地传递给他们。这段话激活了我的斗志和信心。我立刻转变了刚才对她的态度，虚心地询问："那要怎样做才算创新呢？"曹老师说："你的沙盘课程我没有系统学过。但我知道一个真理，那就是——变化才能出新！要怎样做，就看你的啦！"

她的一席话虽带有激将的意味，但是我完全接受。那时已是深夜11点，我们第二天还有培训课程，但我俩都没有睡意，这个火花的碰撞意义非凡！有些遗憾的是，这次的体验照片没有保存下来，但是对于我来说，是历历在目，刻骨铭心。因为，这是一次重要的转折点。

我做来访者，曹老师做咨询师，开始创新式的咨询。我将宾馆长方形托盘拿来做底，和曹老师以一问一答的形式把想要表达的内容，用看到的和无法看到的物品运用空间思维调动到这里做替代，放置在托盘和房间的任意一个地方，并借助外在的信息，比如墙上的挂图来印证问题。通过10多分钟的演练，我感觉，简直太神奇了！不但不影响视觉、触觉和感觉，效果还非常直观，直指人心，这真是沙盘的一次飞跃！

这些年，我们不断地在实践教学中去印证多维沙盘的功效，听取反馈，进行调整、修正，已经在全国多个省市进行试点培训体验，体验人数达10000多人次，体验者反馈这样的教学增加了灵活性、创意性，是身心灵深度的提升。

从2014年开始，我就着手整理和完善本书内容，怀着对事业的执著和忠诚的态度，书稿此前已经进行过三次修改，这次出版之际，我专门抽出时间完善书稿，更是果断将前三次的构思进行全面调整。虽然难度增加了很多，但是我坚信本书所撰述的已经不是之前《一沙一世界》的翻版，而是超越了技术层面。可谓是术道合一，是智慧与心灵的升华，是找回真实自己的心灵镜子。

受曹老师的影响，我与赛斯结下了不解之缘。这些年，除了从曹老师那里了解赛斯的思想以外，我还购买了赛斯的全套著作，通过各种渠道聆听许添盛医师的演讲和公开课。在认真领会和学习的过程中，我也逐步地将赛斯思想和身心灵健康的理念运用到教学、咨询和自己的生活中，教学效果奇佳，咨询个案转化非常快，对我个人在身心灵方面的提升特别显著，可以说是受益匪浅。正如赛斯所说："外在的一切全部来自内在，从来没有一个例外！"在本书的章节中，处处都能够见证"我们内在的'种子'决定你成为什么样的人，你每天的生活，都是你灵魂的精心创造"的理念。

《多维沙盘》就是我和曹老师的灵魂的精心创造！是我和曹老师用生命和心血孕育出来的！我们两个人的年龄加起来有100多岁了，我们可以自信地说，我们没有辜负肩负的使命，我们可以安心地接受所有人的祝福！我相信，有它的陪伴，你的人生之路会越来越宽广，你会有无限的智慧和无限的爱的能量去爱自己、爱家人、爱整个世界！

多维沙盘名言集锦

内心强大的十个特质

1. 固执而又变通：坚持自己的想法，但是如果这些想法被证明是错误的时候，有足够的灵活性去改变。

2. 敏感但不执著：对身边的各种人、事、物保持敏感度，但没有任何人、事、物可以霸占你的内心，使你裹足不前。

3. 稳重但又热烈：在困境面前能保持冷静，但又能在欢庆中引爆全场。

4. 成熟但又年轻：像你的爷爷一样饱经世事，但又像孩子一样充满活力。

5. 学了很多但又保持一颗求知若渴的心：虽然读了很多书，但内心知道比起浩瀚的知识海洋，自己还是一无所知。

6. 善记但又善忘：敏而好学，有很好的记忆力，但又懂得取舍，删除所有的垃圾信息和负面情绪。

7. 会观察但也爱尝试：会通过观察别人的错误总结经验，但有机会，也不害怕自己亲自去尝试。

8. 是一个很好的领导者同时也能做一个好的跟从者：能做大家都愿意追随的领导者，但也从不轻视任何一个队员，能跟他们和睦相处。

9. 无私但又自私：愿意帮助他人，但也会为自己争得应有的回报。

10. 既耐心但又不安分：能带着感恩的心，坦然接受失败，不怨天尤人，同时自己也不会停下不断尝试成功的脚步。

能量转化训练——拥抱新事物

1. 至少想出你去年带进你生活里的三件新鲜事、技艺与经验。当你列出来之后，想想你当初学会它们或你将它们带入生活中时心中的感觉。

2. 记下你开放心态来接受这些新事之后，心中的感觉。

3. 现在，列出三件你想要在明年带入生活里的新的经验，及你想学习的技艺。

用立春的馨风，《多维沙盘》能拂散您的烦闷苦恼。

用立春的暖阳，《多维沙盘》能照亮您的前程。

用立春的润雨，《多维沙盘》助您播下事业好兆头。

用立春的祝福，《多维沙盘》捎上鸿运来到。

2015年12月中旬，我在廊坊市做心理论坛讲座和开工作坊的这段时间，曾与廊坊市典苑文化传媒有限公司董事长吴巍，以及她的团队谈到过我在撰写《多维沙盘》这本书的事情，她们非常支持并热情地邀请我到廊坊完成写作。

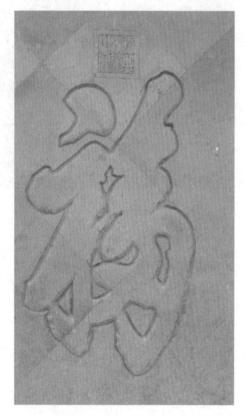

康熙御赐的《福》 拍摄于天下第一城长安宫

生命之孕育

吴巍是一个很有涵养，举止大方，非常有正能量，敢于担当的女性，在廊坊地区把心理学工作开展得风生水起。在与她接触的这几年里，她总是面带微笑，语气平和，处事不惊。特别是，她有一个团结向上，成员之间就像家人一样和睦的团队，他们身上都散发着一股和谐的气息。有这样一个正能量的团队做后盾，还有什么事情做不成呢？经过多方面的考虑，怀着无限的感恩之心，我最终决定接受他们的邀请，于2016年2月1日来到天下第一城继续本书的写作。

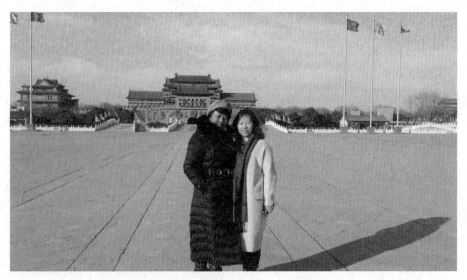

作者赵玉萍（左）与吴巍老师留影拍摄于天下第一城

　　这十多年，我经常外出做培训和开设工作坊，算是半个旅行家了，大江南北基本上都留下过我的足迹，应该算是见多识广的人了吧，可是当我来到天下第一城——皇家园林，其雍容华贵的皇家风范建筑设计，以及老北京四合院的风格，和豪华的现代生活设施等，让我对这里不禁升起敬畏之情。我在北京生活了近20年，对于天安门、故宫、颐和园一点都不陌生，可从没有身临其境，何况还要住在天下第一城这里一个月。吴巍老师拉着我的手说："平日您给了我们很多的能量和爱，今天，您配拥有这样的福报，您就踏踏实实地在这里住着，完成您的心愿，也是我们大家的心愿，早点把书写出来，继续向您学习！"多么质朴的言语！虽然没有高大上的豪言壮语，但有像家人一样的温暖语言。这些话让我感动不已，我只有全力以赴、全情投入完成这部作品，回报他们，回报社会给予我的无限的爱！

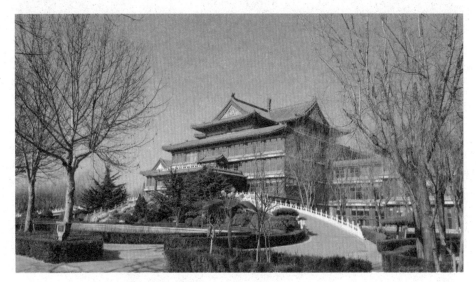

拍摄于天下第一城的内景

　　天下第一城——皇家园林，坐落于北京市通州区南——廊坊市香河经济开发区，建筑面积达62万平方米，它完整地再现了老北京城明清时代的皇城风貌，内九外七，二十二座城关，皇宫王府，市井茶肆，圆明园八大胜景，巍峨的古城墙绵延十里。

　　天下第一城里有七宫：长安宫、大安宫、福安宫、正安宫、永安宫、大安寺、金佛殿，都是仿照老北京传统四合院的格局和形式设计的，院内开阔平坦，假山怪石，奇花异草，房屋古朴大方，雕梁画栋，屋内陈设豪华，装修典雅，功能现代，既有浓厚的仿古情调，又不失现代化的方便与舒适。胡同间的紫藤、葫芦，院门口的石鼓、门墩儿，深深的院落，高高的院墙，无一不体现出东方传统文化的深邃意境。

　　我就住在长安宫内的一套宅院，它在外观、规制上基本保持了清代王府的原貌。在这个院子里，每天从书桌旁抬头就能看见一个"福"字，我真是有福之人！

生命之孕育

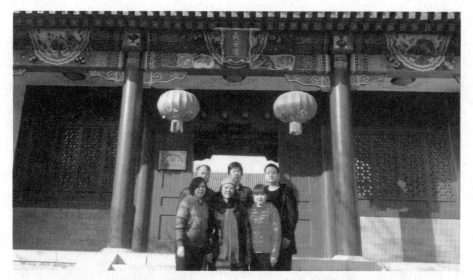
作者赵玉萍（中）与贺华玲（前排左一）老师及长安宫工作人员合影　拍摄于长安宫

　　"福"字是康熙帝王的手笔。康熙的书法自成一体，气势蓬勃，遒劲有力，其书法造诣虽极高，题字却很少，目前能够为世人所见的，只有故宫中的"无为"二字和该"福"字。

　　传说，该"福"字是康熙为其祖母孝庄皇太后六十寿辰所书，时祖母常有微恙，得该字后，身体日见好转，并得长寿。故康熙认为该字有灵气，遂令人将之刻于一巨形石条之上，置于宫中，奉为大清国宝。直至乾隆时朝，不知和珅采用了什么办法，将国宝藏至自家花园的秘云洞中。

　　该"福"字左部偏旁颇像"子"字，右部似王羲之所书的"寿"字，右上角极似"多"字，右下部又似"田"字，再加上左上角的一点，可解为多一点，故该字称为"多子多田多寿福"，巧妙地表达了"福"字的深刻含义。更为珍贵的是，在"福"字正上方嵌印了康熙的御用玉玺用于镇福，更使其珍贵无比。据说，周恩来总理称该"福"字为"中华第一福"。

　　距今已有1300余年的历史，被誉为"圣地"的大安寺，就坐落在这个城池内，位于长安宫的东边。据记载，大安寺始建于初唐时期。唐太宗李世民曾御驾亲征行

多维沙盘

至安平地带，时为荒野之地，因长途奔波拼杀，人马疲惫，倘若继续追敌，将有不战而败的可能，正当将士不知如何进言之时，忽然风沙陡起不见天日，元帅尉迟恭借机说道："这是上天要皇上在此小驻，整顿人马，待风沙过后起兵，必定马到成功。"李世民听之有理，照此而行。次日离此东征，果然所向无敌。凯旋后，唐太宗钦赐此地为"安平"，并赦令用库银在安平兴建大安寺以纪之。千百年来，大安寺香火不断，高僧辈出，其佛教文化影响唐、宋、元、明、清而不衰。至清末民初，大安寺因建寺久远，主体建筑老化，于中华人民共和国成立前毁灭了。

1992年，中兴国安集团在安平投资修建天下第一城，重建大安寺，占地16953平方米，为一门十三殿的建筑格局，涵盖各派佛学精华，供奉佛像133尊，并拥有亚洲最大的室内佛殿，大型彩绘壁画有上千米。以实物和复原图像的形式，为世人重现大安寺这一北方名

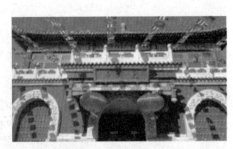

拍摄于天下第一城的大安寺

刹1300多年的辉煌灿烂的历史。中国佛教协会的会长——一城大和尚为大安寺题词"圣地"。

大安寺凝聚了明清古都几百年的历史沉淀，我每天早上九点都到这里静坐一会儿，训练觉察自己的内心，修正错误的想法、看法、做法，让身心一天比一天清净，一天比一天庄严。

佛者，觉也。自觉觉他，觉行圆满，名之为佛。自心中人人有觉，则自心中人人有佛矣。

我在这个大智慧、高能量的地方撰写《多维沙盘》，一定能够将体悟到的古人先贤的智慧，以及中西方现代心身健康的理念，通过笔墨传递出去，让更多人能够从中感悟生命，感悟人生，传递正能量！国家兴旺，匹夫有责！

选择2月4日立春这一天起笔，是给自己一个积极的暗示。"立"是开始的意思，"立春"就是春季的开始，人之阳气步步升发的时机。

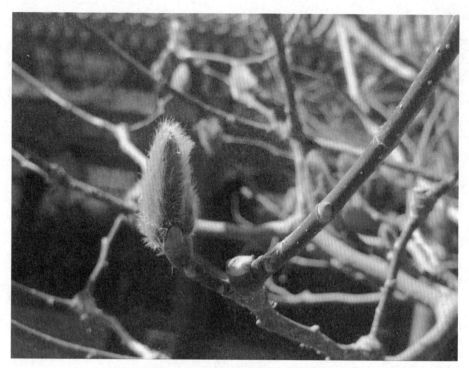

拍摄于天下第一城的长安宫——玉兰树新芽

　　每年2月4日或5日，太阳到达黄经315°时为立春。中国古代将立春的十五天分为三候——"一候东风解冻，二候蛰虫始振，三候鱼陟负冰"，说的是东风送暖，大地开始解冻。立春五日后，蛰居的虫类在洞中慢慢苏醒，再过五日，河里的冰开始融化，鱼开始到水面上游动，此时水面上还有没完全融化的碎冰片，如同被鱼负着一般浮在水面。自秦代以来，我国就一直以立春作为春季的开始。立春是从天文上来划分的，而在自然界、在人们的心目中，春是温暖，鸟语花香；春是生长，耕耘播种。

　　人们常爱寻觅春的信息：那柳条上探出头来的芽苞，"嫩于金色软于丝"；那泥土中跃跃欲出的小草，等待"春风吹又生"；那些在田野中辛勤劳动的人们，正在用双手创造真正的春天。

　　良好的开端，是成功的一半！立春的今天，是希望的源泉！播撒下"希望"的种子，滋润上"幸福"的水滴，生长出"快乐"的芽子，结出"丰硕"的果实。

多维沙盘名言集锦

选择，决定你人生的高度

1. 想成为大树，就不要和小草去比。

短期来看，草的生长速度和树相比，肯定是草的长势明显，但是几年过后，草换了几拨，但树依旧是树。所以这个世界上只有古树、大树，却没有古草、大草。

做企业，重要的不是一时的快慢，而是持久的发展力。

2. 真正的独一无二，在看不见的地方。

最初我看树，只关注树冠的造型是不是好看，后来开始关注树干，现在我会更注重树根，因为只有根是独一无二的。

伟大的企业常常被模仿，却很难被超越，因为你看得见它的产品、服务，甚至技术，却看不见它的文化价值观。

3. 朝着同一个方向，向阳生长。

一棵树上的枝叶生长是有方向的，它们都会向着阳光，不断生长。

无论是大公司还是小团队，力都朝同一个方向使，才见最佳成效。

4. 尊重每一棵树的天性。

高明的园艺师不是能把任何树都变成自己想要的样子，而是尊重每一棵树的天性，让枝叶得到最合适的发挥。每棵树都有自己的内生力量，新枝一长出来就把它剪掉，就好像"让一个有抱负想发挥的人刚一开口就闭嘴"一样，会让它无所适从。

人，有大才，有小才。管理者的职责，是给他们最适合的位置和最佳的发展空间，让他们发挥出更大的能力。

5. 枝叶不交叉，有空间。

不按自己的喜好去修剪枝叶，不代表不去修剪枝叶，这里有两个原则。

第一，不交叉。树和人一样，枝干交叉会闹矛盾、不愉快，从而影响发展。

生命之孕育

第二，有空间。树要长得合理，要有美感，一定要留给它足够的成长空间。

穷与富之间，我们可以选择。选择平庸的完美，还是突出的优势，将决定你人生的高度。

亿万富豪决不会用有限的时间去追求无限的完美。成功的捷径在于尽早发现自己的优势，然后无限聚焦，让自己在一个领域成为不可替代的强人。

能量转化训练

梦者明白心的智慧

1. 当你想起某人，或与某人谈话，或当你送给他爱时，你能感受到一股爱涌现出来。至少列出三次这样的经历。

2. 想起三个能运用你的爱的人。回想起那份爱的感觉，将爱送出去给这三个人。

3. 写出三次当你收到某人送给你出乎意料的爱的经历。

4. 明天你能做什么？借以表达你对某人的爱，而令其感到惊讶、感到欣喜。

生命之成长

"生命之成长"从多维层面阐述生命成长的历程

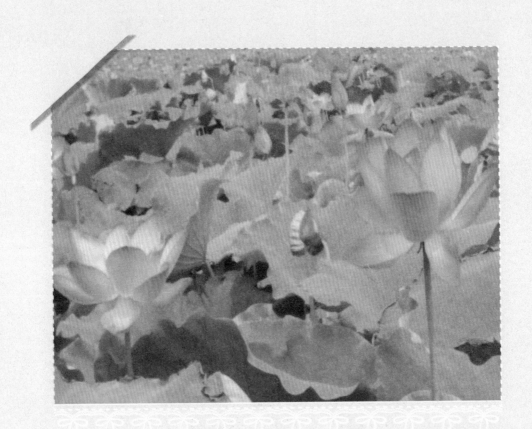

拍摄于江西丰城——荷花池

生命并没有结局，

每一个结局只是一个新过程的开始！

把每一个黎明看作是生命的开始，

做黎明就要照亮黑暗。

把每一个黄昏看作是生命的小结，

做黄昏像如血的夕阳，染红大地。

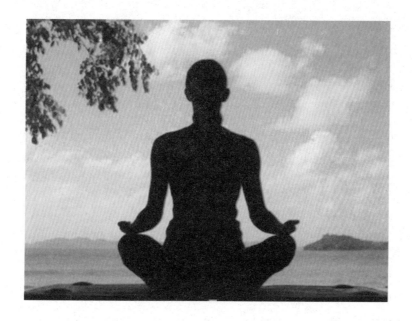

冥想就是感受内心的智慧。

冥想的英文叫mediation，是包含了瑜伽术中的冥想放松，佛教中的打坐、坐禅等不同形式的心性锻炼的方式。

——摘自《百度百科》

生命之成长

我从2006年开始坚持冥想训练，谈不上要教给大家什么法门，只是在这里与大家分享自己实践的体会，以及在教学中运用此法的收获。

冥想就是感受内心的智慧。

我会闭上眼睛深呼吸，问自己：我要学习什么，我能从中吸取什么教训，能学会什么？

有时，我们会知道自己应该调整一切，有时会懂得那只是一个教训。冥想的时候，如果不断出现大量的消极思想，那意味着它需要重现。当你使自己安静下来时，这些消极的感觉将会浮出水面，你只需看着它被释放，尽量不要和它做斗争，它要持续多久就持续多久。

冥想时，不小心睡着了也没关系，就顺从生理的需要，不久就会好起来的。

2012年的五一前夕，因为盘锦培训课程的安排与之前计划要去台湾旅行的事情发生了时间上的冲突，当两边的时间都不能改变时，我左右为难，这种情绪持续了一周左右，我感觉自己需要迅速调整状态了，不能再这样纠结下去，我必须做一个决定。于是，我一个人开车来到香山，爬到香炉峰山顶，在一块较平整的石头上坐下来进行冥想。大概不到5分钟，我已经开始入定了，当我按照平日练习的习惯关注到第4脉轮心轮的时候，突然一股强烈的暖流迅速传遍全身，以至于全身都出汗了，而北京当时的气温只有十几度。我继续关注到第6脉轮眉心轮时，感觉眼前出现了一个培训现场，学员们热情洋溢，整个场域充满了正能量。关注到第7脉轮顶轮的时候，我感受到千朵紫色莲花在顶轮竞相开放，铺散开来。那个场景，我至今难以忘怀，整个人都感觉充满了无限的能量和无限的爱。

冥想结束后，我立刻拨通了盘锦培训负责人的电话。经过这样一次冥想体验经历后，我彻底明白潜意识中的能量是无限的，只要你相信！冥想帮助我做事更加专注，冥想更加贴近自我内心，因为只有和自己的内心在一起，才能明白自己真正需要的是什么。

在这里，我把自己体验冥想的一些经验和注意事项分享给你们。

在做冥想练习时，一定是在一个幽静的环境中，一个不受外界干扰的地方。

最好每天在同一时间同一地点练习，这样更容易集中注意力。练习时的姿势一定是舒适的，可以长时间保证稳定不动且不疲倦的姿势。练习前要做几个缓慢深长的呼吸，让自己平静下来，进入冥想状态。将自己的愿望、爱、希望都集中在同一法则之下，而进行深层的冥想。

1. 闭目。

2. 调整呼吸节奏。

3. 做轻松、愉快的想象，体会、暗示身体出现放松感。

4. 冥想一般是连续十分钟至两三个小时的打坐。

5. 首先要注意的是坐姿要正确。初试者可坐在一个约8厘米高的座垫边沿，将注意力放在3尺外的地方，或者什么也不想，只关注呼吸的运动。冥想时要学会用肚腹呼吸，吸气时腹部胀起，呼气时腹部收缩。

6. 冥想静坐时，有任何刻意的挣扎都不好，所以，腿酸了、背痛了，就动一下，不必忍着。

7. 冥想时的着装也有讲究，最好穿着松软的衫裤，因为任何紧束的服饰都会令你在冥想时感到不适。

8. 冥想静坐时，以自我暗示的方式令自己全身放松。每放松一个部位，便幻想扔掉了心里的不安和焦虑。如此静坐十多分钟后，身体便不会再感觉绷紧和有压力。若能多加练习，一段时间以后，便可使心灵经常处于平静状态，思维会更清晰，分析能力也会得到提高。

9. 经常冥想静坐能减轻生活的压力，增强身体抵御疾病的能力，缓解精神紧张，并对呼吸道、头痛、胃痛、神经系统等疾病有很好的改善作用。

10. 静坐冥想不难学会，但需要注意的是，在非专业的情况下进行修炼时，自我暗示和他人暗示于一部分人有可能诱发病理性的心理现象，俗称"走火入魔"现象。这种现象在人格有缺陷、对修炼后果期待过高、团队压力较大等因素共同存在的情况下较容易出现。

生命之成长

因为自己有切身的体验和收获，所以在个案和团体疗愈时，我也时常引导来访者做冥想，因为它能促使能量正确流动并协助移除阻塞部位的障碍。冥想也会让你向灵性指引敞开，并为更深的祈祷和冥想做准备。这是一种强效有力的清理、释放并和一切生命之源连接的方法。

　　2014年8月，我与曹老师应邀在北京同台教学。在教学的第三天下午，30多个学员与老师共同体验了一个多维团体沙盘的冥想，主题是《我与你同在》。

　　当这个团体心象完全呈现在大家眼前时，同学们不由自主地拥抱祝贺，赞叹多维沙盘的神奇，赞叹自己和同学们之间的默契，赞叹自己的智慧，赞叹你中有我、我中有你的喜悦。大家真诚地分享，甚至感动得热泪盈眶，同学们说："原来沙盘游戏可以这样，它让自己在不知不觉中超越自我，让自己的创造力无拘无束，自由奔放。这个多维沙盘就像一块吸铁石，将大家的心紧紧凝聚在一起。我与你同在！"同学们自豪地说："这个培训班将是一个拖不垮，打不烂的铁营盘。"在接近课程尾声时，由曹老师引领大家进行团体冥想，并配合放松音乐。

　　以下是团体冥想指导语：

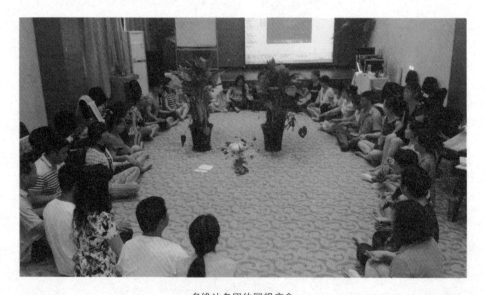

多维沙盘团体冥想疗愈

多维沙盘

现在让我自己和地球母亲进行连接，因为我与大地同在！

经由吸入绿色能量开始（地球能量之色是绿色），向上穿过你的脚底。感觉到这地球能量充盈弥漫你的细胞，滋润能量到达的每个地方。

第1次吸气，将绿色能量向上导引直至膝关节；然后将它向下呼出经由脚底回馈至地球。

第2次吸气将这绿色能量向上导引至你骨盆底部（第1脉轮），然后将它呼出回馈给地球。感受能量覆盖你的大腿、你的膝盖、你的脚踝并经由脚底向下流动。当你在做练习时，如果你与身体的任何特定部位连接有困难并无法觉知能量充满你，持续向上吸入能量到那些部位直到你觉得可以继续下面的练习。

第3次吸气将这能量向上导引至你的骨盆低处紧靠肚脐之下（第2脉轮），并将其向下释放回馈给地球。当向下导引能量时，一定关注你身体的每个特殊部位而不是轻轻掠过。观想感受能量向下流淌充满你的肢体、你的肌肉、你的血液、骨骼和细胞。

第4次吸气将这能量向上导引至你的腹部中间（第3脉轮），感受它循环流通弥漫渗透你的太阳神经丛。在身体的这个部位，我们很多人携带大量的压抑情绪，这与我们的意志力、权力意识和我们对自己是谁的整体感受有关。你也许需要吸气数次至此部位。让地球疗愈能量轻柔地开启你的腹部，放松紧绷的部位和保有旧有能量和恐惧的部位。当你感到轻松自在、开放明朗时，你会感受到暖流在那里蔓延。这样你就知道你可以继续往下练习。

第5次吸气将能量向上吸入至你的胸部（第4脉轮），感受它围绕渗透你的心，感受它扩散弥漫至你的胸腔、你的肺部、你的骨骼。心轮区域携带了许多旧有的情绪，我们多数人在此处有深深的伤痛。轻柔温和地让地球母亲碰触抚慰你这里。如果你需要，尽量多做几次呼吸，直到你觉得暖流散播，直到你感受到此区域放松并敞开。让你所有被压抑的东西释放回地球，让它消融化解并向下经由脚底回归地球。就像一位母亲不会因为安抚和接纳孩子的悲伤与烦恼而受伤害一样，地球母亲也永不会因为你与她如此连接而被伤害。

生命之成长

第6次吸气将能量向上吸入至你的喉部（第5脉轮），感受能量开启这个部位。它与你的声音和真实自我的表达有关。之后呼气向下回馈给地球。

第7次吸气将能量向上吸入至前额正中两眼之间的部位（第6脉轮，或第三眼），感受这部分与灵性洞见，更高的觉察和直觉能力相连；感受这个部位敞开，被温柔地抚摸并同地球母亲相连。呼气向下而回馈给地球。

第8次和最后一次吸气将能量一直向上引导至你的头顶（第7脉轮，或顶轮），感受你的头顶向灵性指引和宇宙之光敞开。感受地球母亲的能量轻柔爱抚并打开启动此区域，让你根植于天地之间成为地球和宇宙之子。用这绿色滋润之光沐浴你的面颊、你的头颅、你的大脑、你的腺体和你的发丝，让你和一切生命连接。在最后呼气时，感受能量向下经过你的双臂，通过你的手掌而流出归入地球。

这样就创造了一个完整的能量循环。此刻你已经与维系你生命的能量相连，它一直为你而在。这有力的绿色生命能量能帮助你疗愈，恢复生机并平衡你的整体存在。

因为，你和我同在！与地球母亲同在！

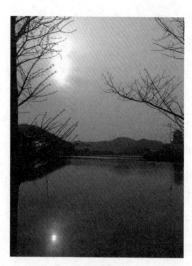

拍摄于武当山

多维沙盘名言集锦

静定生慧

真正意义上的冥想，是指你已完全与你的自心本性融合，即你与自己而不是你之外的任何其他东西融为一体。

"修行不到无心地，万种千般逐水流"，静坐也好，冥想也好，初步要达到的境地一定是超越思虑之上的无心境，一种驾驭尘世的解脱，需要亲证体验。

能量转化训练

1. 静静地坐着，心如明镜，想象一个心灵面板，想象一朵玫瑰花，你怎么画它？你可以想象你正用视觉、触觉、嗅觉、味觉来感觉它吗？

2. 你对现在住的房子有什么看法吗？把你深爱它的思想和感觉送给它。

3. 练习如何放松。深深地吸一口气，想象从头到脚遍布着光和暖意。心出离到身体之外，然后观察还有哪一个部位仍处于紧张之中。这一天至少要做两次以上，看看自己是不是能够觉察到身体什么时候在紧张，再有意识地创造出完全放松的状态。

生命之成长

第五章
沙盘与OH卡——外在没有别人，都是自己的投射

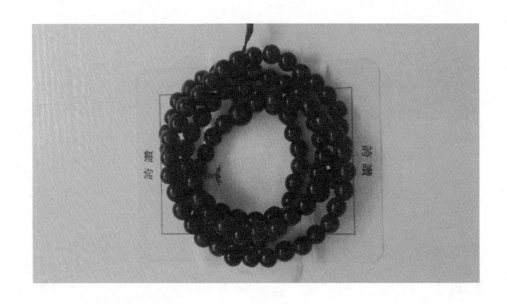

在《多维沙盘》这首宏伟悠长的交响乐里，《沙盘与OH卡》的旋律是最适合你的，它能够陪伴你找到自己的声音，升华心灵的富足，唱响心中的歌。

沙盘与OH卡的连接，我在2012年的教学中就已经开始穿插运用了。

沙盘游戏产生到现在，已经经历了近一个世纪的漫长历程，来源于威尔斯

为幼儿创造的"神奇的箱子"和劳恩菲尔德的"世界技法"，卡尔夫是沙盘游戏（sandplay）的创始人。沙盘游戏运用非语言的方法，强调在自由与受保护的空间内使用沙盘，鼓励觉察者和他们的无意识连接，表达其原型和内心的世界。沙盘用象征游戏创造了无意识和意识的对话，激活了再生和治愈的心理能量，有助于产生调和与整合的心象，重新确立自我和自性的重要联系。

OH卡牌（OH Cards），也叫潜意识图像卡、心灵图卡，是由德国人本心理学硕士莫里兹·艾格迈尔（Moritz Egetmeyer）与墨西哥裔艺术家伊利·拉曼（Ely Raman）共同研发的心理治疗卡片。OH卡牌共176张，由两组牌组成，一组是88张图画卡，包含了我们生活中各个层面的水彩画图案；另一组是88张引导卡，上面的文字可以作为水彩画图案的背景。

沙盘与OH卡的结合，创造一种多维沙盘的表现形式，当个案内心在改变时，沙盘中可以穿插OH卡的图卡和字卡来排列，外在呼应内心，更好地协助个案将沙盘心象与OH卡的投射整合起来，让个案看到自己，知道自己是生命的主人，激活个案再生和治愈的心理能量。

案例分享

个案基本情况：小章（化名），27岁，男性，未婚，从事教育工作，原生家庭是爸爸、妈妈和他。无疾病遗传史。

求助目标：因为不能接受自己的不完美，常常强迫自己去做自己并不喜欢和认可的事，但感觉很痛苦，所以来求助。

案例参与者：曹春燕老师（以下简称"曹"），赵玉萍老师（以下简称"赵"），小章，记录员王老师。

赵：小章，是什么动力让你有这么大的勇气来找我们两位老师为你做心理咨询？

小章：因为我太痛苦，太希望两位老师能帮我走出来。

赵：你能否离苦得乐，不是我和曹老师能够给予你的，任何人都给不了你，这完全取决于你自己想不想要，以及想要的决心和有没有行动。

小章：我太想要了，这几年我总是开心不起来，总觉得自己做得不够好，别人都不满意。但无论我怎么努力，还是有很多缺点和问题出来，真是活得太累了！（第一次哭了）

曹：所以，你总是活在别人的评价中，是吗？

小章：是的，谁不想让领导、让家人多认可自己呀！

赵：那么，你今天来抱有一种什么信念，来完成你的目标？

小章：不想太累，想活得轻松快乐些。

赵：咱们今天的咨询不同往常，因为无论从你在人力和物力上的投入，都看得出来真的是下定了决心，排除万难，来到这里。你不是要从我和曹老师这里得到什么，而是，你是否能放下你习惯性的模式，空杯心态，全力以赴，全情投入到这次咨询中来，不做任何的希冀，也不与你不熟悉的新思想、新理念来抗衡，自然而然，轻轻松松地玩好这次旅程，我和曹老师会全力以赴，全情投入地陪伴你。无论发生什么，你都要全然相信你自己，相信我和曹老师，你可以做到吗？

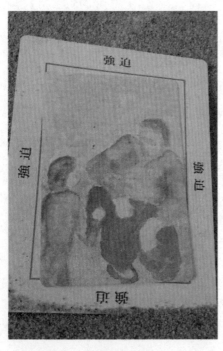

图5.1

小章：没问题。

曹：那么，你先来这里抽取一张字卡和图卡，看看能够给你什么启示。伸出你的左手，从左往右在每一张牌上感应一下，然后根据感觉抽取一张大卡（字卡），然后和刚才的方式一样，再抽取一张小卡（图卡）。

小章先抽取的字卡是强迫，图卡如图5.1所示。

曹：强迫，让你想到了什么？

小章：我总是强迫自己去做自己不喜欢的事。

曹：图卡你看到什么？

小章：像是一个男人在给一个女的下跪。

曹：这张图与你的现状有什么关系吗？

小章：没有。

曹：图上是这样的画面，不一定是男女方面的事，也许会投射到其他方面。你再想想？

小章：有点像我总是跟别人认错，表决心。

曹：将这两者放在一起，组成一段话。

小章：我总是强迫自己去做自己不愿意做的事情。

曹：强迫自己去做不愿意做的事情的感受是什么？

小章：好累。

曹：带着这份感觉，继续向前探索。

赵：那你想把它们（图卡）放在沙盘的什么地方？

小章将字卡和图卡斜放在了沙盘的左上角（代表着他的一种信念），与他身体靠着的一面是下面，正对着的是上面，左手边就是左面，右手边就是右面。

赵：现在请你在这些物件里挑选出能够代表你自己现状的物件，如果沙架上没有，你也可以从这间屋子或者从宇宙空间里选出可以代表的物件放在沙盘中。

小章站在沙架前仔细挑选物件，最后拿了一个戴着眼镜，穿着白色衬衣，打着

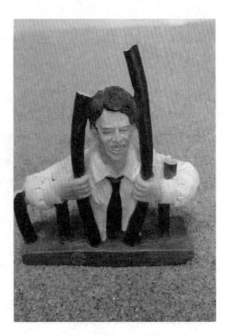

图5.2 第一个"我"

生命之成长

褐色领带的男人在用尽全力掰开两根禁锢他的铁棍，想要挣脱出来一样的物件（如图5.2所示）。

　　他先用手在沙盘的中间向右挖出了一道河流，并把那个人物用手紧紧地按压在了沙盘的正中间，人物面向右边，背对着OH卡牌（如图5.3所示）。

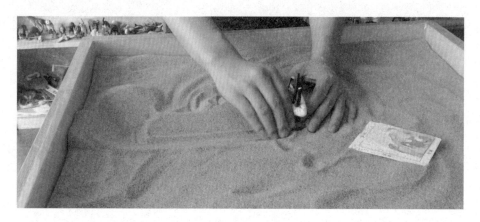

图5.3

　　他将人物搁置好后，用右手将事先打开的河道向右延伸到最边沿，但是左手还紧紧地压在人物物件的底座上，仿佛自己一松开手，这个人就会倒掉或要跑掉一样（如图5.4所示）。他的面部表情很严肃、很凝重。

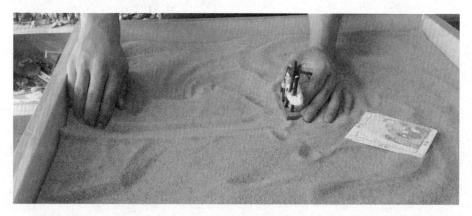

图5.4

多维沙盘

当这一切做好后，他才松了一口气，将左手从那个人物的身上撤了下来，然后无力地放在了人物的背后与OH卡的前端的沙子里，位于沙盘的左下角。物件、OH卡、左手形成一个三角形状态。他的右手也无力地摆放在人物和河道的前边，位于沙盘的右下方，这样的一个心象代表觉察者在等待着什么。如图5.5所示。

小章说：这个人就是我的现状。

赵：先给作品起个名字，然后说说这个制作过程，你想表达什么？有什么样的感受？

小章：拿到那个人物物件的时候，心里就一惊，怎么这么像我，像是为我量身定制的一样，我把它放在沙盘的中间是想确立我的位置，在他的前方我挖一条河道，可以畅通无阻，本来路就是自己走出来的，得靠自己。只是他这种样子，很挣扎，很痛苦，我觉得自己目前很无力挽回局面。以前我妈总夸我，比别人家的孩子能干，我承认我是很能干，我能从

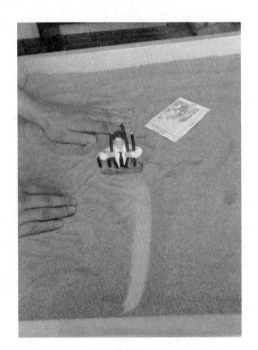

图5.5

小地方来到大城市工作，全是我一个人努力的结果。我父母没有什么关系，都是普通老百姓，家里就我一个独生子，为了供我上学，父母吃了很多苦，还送我去国外深造。在单位里以前得到过很多奖励，领导都对我很认可。那时候我感觉人生太美好了，天天都是唱着歌上下班。最近这2年，不知为什么父母总在我面前叹气，说我不像以前那么努力了，这个年纪了还老贪玩，不攒钱准备结婚，也不往高处奔，每月就挣几千块钱，啥时候是个头哇。单位里现在我也极少榜上有名了，领导也不像以前那样重视我了，全都关注在业绩和收益上。其实我感觉我已经很努力很努力了，但再怎么努力，总有人比我快，比我强。我就天天这样争来争去，好累啊。这

个物件代表我，简直太逼真了。我现在就有这样的感觉——天天有一道无形的枷锁，锁得很紧，我都快透不过气来，所以我想挣脱出来，透透气。（觉察者第二次哭了）

赵：你为它起个什么名字？

小章：枷锁。

赵：刚开始你抽取的OH卡做的总结是：总是强迫自己去做自己不愿意做的事情，感觉很累。是吧？

小章：是。

赵：这个代表你目前状态的人物，你的总结是：想挣脱枷锁，却没有力量挽回。是这样吗？

小章：是。

赵：从你前面对这个沙盘心象的表述中，我听到以下这几个你强调最多的词：认可、重视、努力、累。

小章：是。

赵：你再三强调的"冲破枷锁"，"枷锁"对你而言，到底意味着什么？

小章：……（一时无语）

曹：请问你为谁活？为谁认可？为谁努力？为谁累？

曹老师一连四句发问，小章低头不语。

过了好一会儿，他小声说：其实都是为我自己。

赵：枷锁是什么？

小章鼓起勇气说：总想得到别人的认可。

曹：总想得到别人的认可，你有何感受？

赵：对于你的现状，你是什么态度呢？

小章：相当不满。

赵：接下来你想做些什么？做咨询时，我们已经交流过，一切看你自己想要什么！你不想要目前这个你，那你想怎么转化现状呢？你可以在物件里寻找代表转化后的你的物件，放在沙盘里。

于是小章认真地在物件里挑选起来，这一次比第一次选择的时间要长，最后他拿到了一个背着一对大耳朵的绿色精灵（或者怪兽）的物件（如图5.6所示），放在了第一个人物的前面，位于沙盘的右边（如图5.7所示）。

赵：现在这个心象，你有新的名字吗？能说说这个人物的故事吗？

曹：第二个人与第一个人有什么不同？

小章：这个是已经挣脱了枷锁的我，背着一个小精灵，这个精灵能够给我智慧和力量，他指引我前进的方向。让我那颗"不安定的心"或者我从心理学书上看到过的"小我"能够不那么累。

赵：你所指的"不安定的心"，或者说"小我"是什么？

小章：我对目前的现状不满意，我想总有一天我会比现在更好，我要多挣钱，

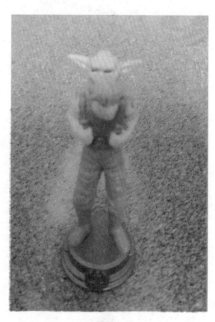

图5.6

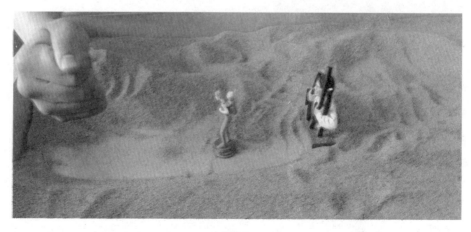

图5.7

生命之成长

多提升自己的能量，不让我妈妈失望。有的时候我总觉得付出太多，回报太少，我觉得心里不平衡。

曹：那么这个精灵给予你的智慧和力量是什么呢？

小章：不要太在乎别人对我的态度，做自己喜欢做的事情。

赵：太棒了，能够认识到这个关键点，对于你的成长是很可贵的，相信你会在此基础上提升得更好。

小章：谢谢。

赵：你现在的感受是什么？

小章：感觉轻松了好多，身上有力量了。

赵：现在你给予它的命名是？

小章：前行。

赵：来，我们一起梳理一下整个过程进展的状态好吗？从咱们的咨询过程来看，你一开始在选择OH卡的时候，抽取的是强迫和两个人。第一轮呈现的沙盘心象是：一个奋力挣脱枷锁的那个你；第二轮呈现的沙盘心象是：挣脱出来的你背着一个充满智慧和力量的精灵继续前行。你的求助目标是：因为不能接受自己的不完美，常常强迫自己去做自己并不喜欢和认可的事，很痛苦，所以来求助。我和曹老师陪伴你走到第二轮的时候，你的觉察是：不要太在乎人对自己的态度，做自己喜欢做的事情。好像你的目标已经达到了，是吧？

小章：嗯。

赵：你觉得我们现在结束咨询的话，你还有遗憾或者还没有完全表达出来的东西吗？

小章：虽然我设定的目标已经达到了，感觉自己不那么纠结和痛苦了，但总感觉还有什么必须表达出来的东西，但是现在还不是很清晰。

赵：非常好，你能够挣脱旧有的模式，选择走自己的路。这两关你都闯出来了，这是一个质的飞跃，现在就是最关键的时候——你到底要成为怎样一个人！取决于在这最后时刻，你的选择。这是不是你必须要表达出来的东西？如果是，请你

多维沙盘

带着前两个你（沙盘第一轮挣脱枷锁的人和第二轮背着精灵的人）的能量，找到那个你想成为的人，来为自己做一次真正的选择。

小章带着兴奋和力量，拿到了这个物件，如图5.8所示！代表着他要成为的人！

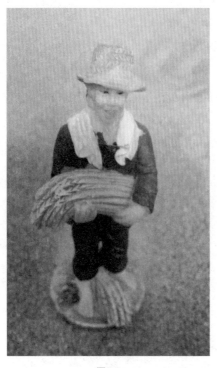

图5.8

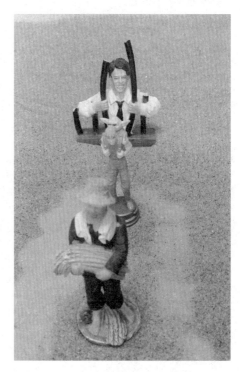

图5.9

看到这个物件代表他的第三次重生的时候，我和曹老师都会心一笑。觉察者走到现在才真正张扬了他潜藏的能量和性格中不服输的那种刚毅的力量。

赵：现在是什么感受？

小章：喜悦。

赵：请你为它命名。

小章：丰收。

赵：请你把这三个"你"（如图5.9所示），与之前的OH卡的意向联系起来，

生命之成长

完整地总结一下。

小章：强迫—枷锁—前行—丰收，当我总是强迫自己去做不愿意做的事情时，感觉很累，就像一个无形的枷锁勒得我快要窒息了。当我挣脱开了枷锁，带着精灵给我的智慧和能量的时候，感觉身上充满了力量，最终的结果是：我成功了，因为我通过自己的努力，获得了丰收。

曹：（情不自禁地为他鼓掌喝彩）其实我们每个人都有自己不被接纳的部分，我们称它为"阴影"，但它就像太阳的影子一样始终伴随在我们左右，所以，我们应该无条件地完全接纳那部分阴影，只有这样，我们才是完整的。现在，请你将这几个"你"拿在手上，用心跟他们一一交流，并且要勇敢地对自己说"我接受我自己，我爱我自己"。

小章流着泪，一直不断地重复这两句话。

曹：现在，请跟着我大声喊出来：

我接受我自己

我爱我自己

我是独一无二的

我值得被爱

我是最重要的

我是我人生的导演

我是我世界的主宰者

我值得拥有这一切

整个咨询在正能量循环往复的引领下，结束了。觉察者前后发生了质的变化。

多维沙盘名言集锦

总是期待别人的认可就会丢掉自己

人生最美妙的事情就是听从自己内心的呼唤，勇于挑战。不要再因在乎别人的看法或者畏惧未知的事情，而被动接受安乐窝里的选择。只要你去做，一切都会安好！不要让那无关紧要的琐事，羁绊自己的思路，误以为自己的梦想太过虚幻，其实不是那么回事。

从今天开始，别再等待别人的认可。

1. 你只有这一次生命可以追逐自己的梦想。

去做自己喜欢的事情，把握机会，追逐自己心的梦想，屡败屡战，直到成功。勇于牺牲，勇于走出舒适的避风港，一次次搏击人生。满载勇气和激情，直视你的恐惧。坚守自己的梦想，并努力把它付诸实现。

2. 不要让别人的想法决定你的人生。

永远不要忘记自己是谁，不要放弃自己的梦想，因为没有人比你更清楚这些。呵护自己的内心的选择，风雨无阻的前行。不经你的允许，没有人可以轻视你。你是自己梦想和幸福的唯一主宰。

3. 你做你自己，让别人做他自己。

实际生活中，放弃别人眼中完美的自己，开始起航真正的自我，这是一件相当艰难的事情，但也很是意义非凡的抉择。所以，让自己的爱好自由飞翔。因为，爱好决定梦想，梦想决定行动，行动最终将决定你的命运。

一旦你为别人的看法所左右时，你已经沦为别人的奴隶，只有当你不再等待别人的认可时，你才能真正主宰自己的命运！

投射效应

人们在日常生活中，经常不自觉地把自己的心理特征（如个性、好恶、观念、情绪等）归属到别人身上，认为别人也具有同样的特征，如在欢乐者的眼中，别人也该是欢乐的；在小偷看来，别人都是贼；等等，心理学家称这种心理现象为"投射效应"。反思下，生活中这种现象比比皆是。

漫谈投射

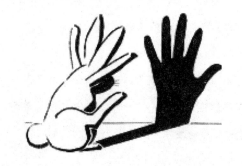

第六章

疾病与情绪——化解生命的无力感

如果您想不得病，就请做自己情绪的主人！

爱因斯坦因这个发现而发明了原子弹，也就是能量与物质可以互换，情绪与疾病的关系也是，因为情绪也是一种能量。

——许添盛《用心灵医病》

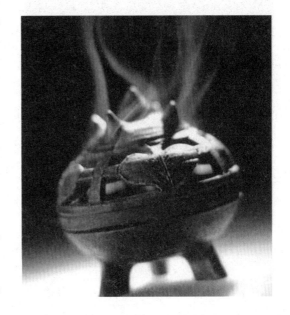

一位男士T（化名），二十几岁，英俊潇洒，是课程顾问。有一次我去上课，看见他脸色蜡黄，精神有些萎靡不振，于是我把他约到会客区询问情况。他说，昨天中午不知吃了什么不健康的食品，下午开始肚子痛、胃疼，到了晚上又拉又吐，几乎脱水，服了些药物，今天才能坚持来上班。

我首先拿起他的左手，发现在他的肠胃反射区有一些白点和小红点，这说明他的肠胃有些损伤，接着我问他肠胃现在的躯体反应，T说："还是有些灼烧和

生命之成长

_041

胀痛。"

于是我开始给他实施心理疗愈。我让他做一个深呼吸，放松地坐在沙发上，微微闭上眼睛，去观想胃部和大小肠是怎样的状态，请他形象地表达出来。

他说："感觉胃部像一个痉挛的刺猬，好痛苦。"在感觉大小肠时，他说："感觉大小肠是搅在一起的，都在想挣脱对方。"然后，我让他睁开眼睛在沙发活动区域任意找一个或几个代表他肠胃的物件，或用想象一个东西做代表。他看看周围，想了想，从手腕上将手表取下来说："这个代表胃。"然后从手提袋里找出一张纸将其揉皱说："这个代表大肠和小肠。"（如图6.1所示）

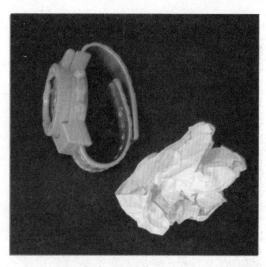

图6.1

这时，我观察到T的表情有些严肃起来。我对他说："胃是痉挛的。刺猬与手表在一起的时候，你有什么样的不同体会？它让你想到什么？比如生活、工作、人际关系等方面。"

T说："联想到工作上，感觉时间不够用，每天从早上9点到晚上9点总有做不完的事和谈不完的工作。我们是课程顾问，每月都有销售业绩考核，特别是年底前要有一个冲刺的业绩，所以总是感觉时间不够用，压力很大！可是没办法，这是我的工作。"

我说："那现在这个痉挛的刺猬看到手表，听到你说的话，会是什么状态？"

他用手捂着胃说："感觉胃现在刺痛得厉害。"

我："再来看搅在一起的大小肠和这张皱皱巴巴的纸放在一起时，你有什么样的不同体会？它让你想到什么？比如生活、工作、人际关系等方面。"

T说："这张皱巴巴的纸原本很干净，很平整，是我故意把它弄成这样的，让

多维沙盘

我想到是不是由于工作忙，在吃饭方面能凑合就凑合，随便吃点也是常事，这是不是有些糊弄自己的肠胃？我的肠胃原本没事的。"

我："噢，你有这样的体验很好。请问：现在搅在一起的大小肠看到这张皱皱巴巴的纸，听到你说的话后，它是什么状态？"

T说："感觉舒服些了，好像不那么拧巴了。"

我："为什么胃和大小肠现在的感觉不同？"

T说："我不知道。"

有的时候，来访者看不到问题实质的时候，我们要耐心引导，不要直接交代结果。不是他们自我反省和觉察到的，知道的结果只是知道，不代表真的懂了。

于是我现身说法，故意用脚踩了他的脚，跟他说："我会用两种方式跟你交代这件事：一、装作不知道，踩了就踩了，过去了。二、马上道歉说，'对不起！'请问你的感受如何？"

T说："第一种态度会让我有些不舒服，但也不会太计较。第二种方法，我感觉自己受到了尊重。"

我："这个体验与你刚才与肠胃的连接有什么关系和意义呢？"

T的反应很快，立即笑着说："是的，是的，我刚才讲到工作忙，赶业绩，压力大，但没有意识到这是因为我自己的时间管理不够好，而忽略了胃的痛苦，所以胃更痛。在讲到大小肠的感觉时，我有些愧疚感，所以大小肠就感觉舒服些了。啊！老师。"这时他兴奋地大声说，"原来身体也会听得懂话呀，真是太不可思议了。"

我："是的，身体不仅能听懂话，还会演戏给你看。当你不懂得尊重和呵护它们时，它们就会上演胃痛、头疼、背痛、心脏不好，甚至抑郁、强迫和精神病发作等许多躯体症状的戏码。"

T略有所思地说："这么说来，我的胃不舒服，以及呕吐，是身体发给我的信息，让我来关注它们，对吗？"

我感觉火候到了，于是接着他的话说："是的，一直以来你对肠胃的忽略，以

生命之成长

及不尊重自然生活的规律，而导致呕吐、胀痛等症状，这是身体向你发出信息，你该要好好地呵护和尊重它们了，否则痛苦的是你自己。"

T说："哎呀，原来躯体的症状与心理有这么密切的关系呀！"

我说："我们提倡的健康，其实是指生理和心理的健康，很多疾病都是心因性造成的结果。要想有健康的身体，首先要有健康的心态。"

我通过零极限方法让他跟自己的肠胃对话，不断重复四句话："对不起！请原谅！谢谢你！我爱你！"

我再让他闭上眼睛来观想自己的胃部和大小肠的状态时，他高兴地说："他们都正常了，胃也不痉挛了，不胀痛了，大小肠也不纠缠在一起，我现在感觉身体微微有些发热、出汗。"

T很感慨地说："感觉太神奇了，什么药都没用，几个物件、几句话就能治大病。"

接下来，我又运用吸引力法则引导他如何做到业绩冲刺，并请他记住：相信自己，没有不可能！

结束时，我给T布置了家庭作业：1. 合理分配自己的时间，把工作和生活分开；2. 调整情绪，放松心情；3. 运用吸引力法则，相信自己！

整个疗愈的过程不到半个小时，他整个人的精神面貌与之前迥然不同。

一个月以后，我接到T的电话，他在电话另一端亢奋地说道："老师，真是太神奇了，我在月末完成了一笔大单，好事一个接一个来。您真是我生命的贵人！感谢您！"

我告诉他，这是因为他完全相信自己可以做到，所以，宇宙就会呼应给他想要的东西！他是他世界的创造者！

每当案例真正达到了这种转化时，我就会被他们感动。这是我坚持走心理学道路，用多维沙盘进行疗愈的核心原因。当一个人在需要阳光、雨露、肥料的时候，我能够为他提供这样的养分，帮助他重新认识自我、改变现状，从而得到他这样的认可，作为心理觉察者和心灵导师，我还有什么理由不加倍去行使这份责任和使命呢！

多维沙盘名言集锦

化解生命的无力感

生命中有许许多多的无力感，关乎工作、感情、事业、金钱、人际关系……

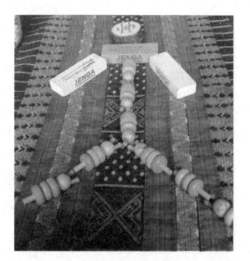

拍摄于云南桃溪谷

为什么会有这么多的无力感产生？

（1）过度在乎别人的看法与想法。

你要因为自己的想法而过自己的人生，别人的观点只是供你参考。要当自己生命的主人，自我负责。

过度在乎别人是恐惧、是出卖自己，是把自己的力量交给别人。

委曲不一定能求全，有时甚至会令你退无可退。

不卑不亢，自助才能人助。

（2）思虑太多，想太多，太理性，因而缺乏行动力，导致空转。

人生是用来过的，不是用来想的。很多的问题与困难都是自己想出来的，自己吓死自己。

计划赶不上变化，变化赶不上一通电话。

人生的本质是冒险、是创造。跟随内在的冲动，找到生命中最想唱的那首歌。

（3）对生命缺乏安全感。

因为恐惧，因为没有安全感，所以不敢尝试。害怕失败，也就错失了许多学习与成长的机会。

恐惧只是幻象，在这世界上所有的一切都是灵魂的学习与成长，都是爱的生命功课。

未来先来，还是无常先来？何必为未知而担忧，当下永远比未来重要。把握当下，才能掌握你创造自己的实相。

（4）觉得自己不被支持、不被爱。

你想什么，什么信念就会召唤什么来。信念会创造实相！

请相信：你永远是被支持、被爱的。你内在神性的自己、别人内在神性的自己，永远爱你！你的存在就是宇宙对你爱的证明。

（5）情感的过度依赖、互相束缚，导致个人独特的创造力无法发挥，造成人生的不平衡。

爱是互相尊重！我的人生是我的，自己做主自己承担！我也要把别人的人生交给他自己。

凡事尽力就好，结果不强求。只要努力了、付出了，至于别人感受多少、改变多少，不是我的责任，别将太多的心力放在别人身上。

（6）承认自己的无力感与缺点。

人性都有脆弱、自私、贪婪的时候，接受自己，接受别人，只要背后的信念是爱，一切都能变好，都能得到解决。

（7）害怕冲突，怕别人讨厌自己。

只要是善意的，互相表达自己的立场是为了沟通，不是对立、不是攻击，是带着爱与了解的互动。

生命就是表达，很温和、很真诚地各自表述，彼此尊重，完成爱的互助合作。

（8）拿掉自我限制的信念。

我们都是来到地球上的实习神明，是内在的神性与人性的交流。神性鼓励人性，人性汲取神性的力量，灵魂得到不断的学习与成长。

（9）善用潜意识的能量。

写梦想清单，自我暗示，相信内在神圣的自己会给自己一个最好的答案与指引。

多维沙盘

（10）把恐惧、害怕拿掉，做个无可救药的乐观主义者。

能量打开，与别人交流、互动，积极参与团体活动。

——摘自许添盛医师《演讲的摘录》

能量转化训练

化负面为正面

1. 想起一位最近你对他有批评、想法的人。你特别不喜欢他的地方是什么？

2. 你对自己的批评与你对他的批评相同，还是相反？例如，你批评朋友老是迟到，而当你更仔细地自我检查时，发现自己在时间观念这个问题上，其实对自己很苛刻。

3. 回想某一次你自己做的，和你批评的人所做的同一件事。例如，你怪朋友不还钱，你是不是也有过不还钱的记录？

4. 想起某个时候，你感受到温暖和爱。进到那份感觉中，再想起你批评的那个人。当你怀着这种温暖和爱的感觉看他时，你对他的感觉如何？当你透过爱和慈悲的眼光看朋友时，你同时也原谅了自己。

5. 保持那份温暖，那份充满爱的感受，想想你曾批评过自己什么。对于自己的行为，你能不能感受到更多的温暖和爱？

第七章
筷子、勺子和碗——没有接纳，爱无法开花

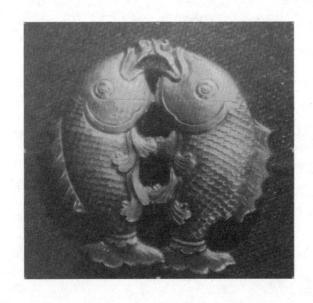

接纳才有爱，接纳是爱的前奏。没有接纳，爱无法开花。接纳，是开始爱，并且拥抱生命每一时刻给我们的礼物。

改变的第一步，就是接纳现状。接纳是打开，接纳是说Yes，如其所是的接纳，是停止和现实做斗争，这是一种非常积极的态度，和听天由命非常不同。听天由命是消极的，指向抑郁、放弃的人，将自己的痛苦归咎于别人或环境，感到没有力量。接纳的人，恰恰相反，准备好了，改变能改变的。

有一次，培训方的吉主任（男，29岁）陪同我和曹老师及助理在包房里吃晚饭。饭桌上，吉主任再次谈起白天沙盘个案体验中那个"小老鼠"的故事。

"小老鼠"，男性，32岁左右，已婚，有一个2岁的女儿。他用"小老鼠"代

表自己。在沙盘体验时，"小老鼠"表现得很胆怯，躲在一边，不敢与周围呈现的人、事、物进行链接，沙盘的心象呈现的是一种能量的匮乏。

通过沙盘游戏的自我调整、梳理和整合后，"小老鼠"的能量由消极变为积极，在沙盘中开始增加桥梁、流水、绿草、树和石头。"小老鼠"也从边角的位置站到了偏中心的地方。这些充分展示了"小老鼠"在挑战，在逐步地接纳一些东西。

后来整个沙盘的心象正能量流动起来，而且男性阳性的力量上扬。他在为大家分享整个沙盘的生命历程时说："以前总是以为别人看不起自己，所以很自卑。现在知道，那其实是自己对自我的不接纳，现在我能够接纳很多，心里敞亮了，心情也愉悦了。我没有想到真实的自我原来这样的优秀、了不起，我真的是太棒了！"

"你怎么看小老鼠的转化啊？"我们一边吃一边随意聊了起来。

吉主任说："很震撼啊，想不到沙盘游戏这么神奇！"

"那当然，赵老师是专业中的专家，再加上她多年的经验和阅历的积累，个案肯定转化。"曹老师用赞美的眼神看着我。

"教学相长，更多的是我们对这份职业的专注和热爱！其实，沙盘的神奇还不仅如此！"我接着说。

"哦！还有比这更神奇的吗？"吉主任好奇地问。

我和曹老师相互对视了一下，会心地笑了。我告诉吉主任："我和曹老师结合双方的能量和几十年的经验创立了一套体系——多维沙盘，它可以从有形沙盘到无形沙盘，能够借助宇宙时空的能量，任意场合都能呈现你想要的，疗愈效果更快，而且能量剧增。"

"太好了，两位老师让我体验一下吧！我有需求，我想请两位老师指点。"

"你觉得自己够棒吗？"我突然发问道。

"嗯，嗯……"吉主任有些措手不及。（根据经验，我感觉他在谈吐和处事上

有些不自信，与"小老鼠"有相似点）

吉主任吞吞吐吐地说："我，感觉，自己，还可以吧。"

"那个不怎么可以的部分是什么？"曹老师直逼过来。（这就是多维沙盘的特色之一，运用摄入性问话的方式直指人心）

（为了方便记录，以下对话将以"曹""赵""我"作为相应的简称）

吉："是这样的，老师，我和老婆结婚3年了，一直没要小孩。"

曹："是什么原因？"

吉："不知道为什么，总感觉我们之间缺点什么？"

我："那你的感受是什么？"

吉："感觉她是她，我是我，是分离状态。"

我："噢，分离状态？分离的感受是什么？你的情绪是什么？"

吉："心里不好受。"

曹："还有吗？"

吉："还有一些不甘心。"

我："心里不好受，又不甘心，让你感受到了什么？"

吉："纠结。"

我："那么现在我们就在饭桌上利用这些盘子、碗、筷、食物等道具来呈现一下你们夫妻关系的现状，看看有什么新的突破，可以吗？"

吉看了一下饭桌上的白瓷碗，用水把它装满，然后说："这个装满水的碗，就是我现在的家。"（如图7.1所示）

我："看到这个'家'，你想用什么来表达现在的状态？"

吉拿了一根筷子搁在碗上面中间的位置。（如图7.2所示）

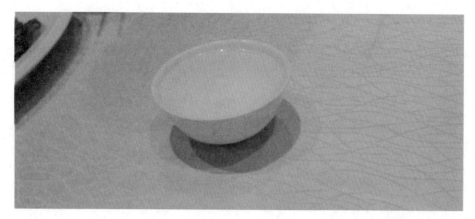

图7.1

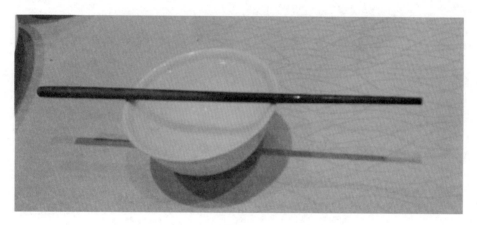

图7.2

曹："能说说你想表达的意思吗？"

吉："这根筷子一方面代表我家庭的状态就是这样，完整的家总感觉有一道无形的墙，拉开了我们的距离；另一方面也代表我是这座独木桥。"

我："发生了什么，能说说吗？"

吉："我和我老婆是在一次招聘会上认识的。结婚前我俩感觉很快乐，很幸福。但是结婚后不久，与谈恋爱的感觉不一样了，都那么现实。结婚前，我老婆很勤快，嘴巴也甜，天天哄得我老爸、老妈开心得不得了。那时候我就感觉我是世界

生命之成长

上最幸福的人，找了这么好的老婆，对我体贴，对我爸妈也好。但是，有一次她竟然在我面前说我爸妈不懂事，不懂得与她父母搞好关系等指责我父母的话，我听了很生气。因为我从小在县城长大，父母还是很有文化素养的人，我老婆家是江西农村的，她父母都没有太多的文化，一直以来我父母没有嫌弃她父母是农村人，没有文化。她反而倒打一耙，怨我父母不懂事，真是岂有此理！"

吉气呼呼紧接着说："她还好意思说我父母如何，她自己现在与婚前判若两人，懒得要命，堆了一堆的衣服不洗，饭也不做，搞得我经常回来吃泡面。"

我："噢，是这样。后来怎样？"

吉："后来我们经常会因为家庭琐事争吵不停。"

曹："双方的父母怎么看你俩的事情？"

吉："父母肯定都向着自己的孩子。"

我："你俩现在状态是什么样的？"

吉："以前天天吵，现在吵得不想再吵了，所以，现在我们见面都没有什么话说，我也不想回家看见她。"

曹："这么看来，这个家真如同你说的，你俩的距离越来越远。"

吉低下头没有正面回应曹老师的表达。中间停顿了好几分钟，大家都没有说话。

我："这是你想要的结果吗？"

吉："当然不是，不然我们也不会从结婚到现在。"

我："如果让你用一个物件代表你的老婆，你会用什么表示？"

吉拿起一把白色的汤勺，放到碗里。

曹："嗯，一个装满水的碗里装着一根筷子和一把勺子，很有意思的心象啊。"

我忽然想起一部电影——《锅碗瓢盆交响曲》，里面的主人公就是用厨房里的用品向对方或家人表达当下的情感。剧情里的场面很热闹，有辛酸，有愤怒，也有爱。我立刻有了想法。

我："曹老师，我们和小吉一起演一场家庭心理剧如何？"

曹老师立刻明白了，马上说："好哇，好哇。"

多维沙盘

吉说："怎么演？"

我："现在就用你呈现的心象，一碗水、一根筷子、一把勺子，由三个人分别代表这三样物品。小吉，你来演那把勺子，就是你老婆的角色。助理来演小吉那根筷子。我来演这碗水，代表你的家。曹老师是观众。即兴发挥，想做什么都不用商量。看看这个过程会带给我们什么启迪和成长。"

当小吉从碗里拿起那把勺子，重复说"我是勺子，我是我老婆"时，他的眼睛湿润了！

助理扮演小吉，拿着一根筷子离开桌子，站在离桌子一步远的地方，也是包房中间的位置。扮演老婆的小吉拿着勺子，起身，犹豫了一下，又坐了下来。我代表的那个家是装满水的碗，我没动位置。

这时候，"筷子"看着"勺子"没挪动地方，生气地转过身去，"勺子"见状，趴在了桌上。这时，装满水的"碗"起身先到"筷子"跟前，抓住"筷子"手中的筷子沾了些水送到她的嘴里，并示意其品味一下，然后用手轻轻地拍了拍她的肩膀，并用眼神送去无限的爱和祝福。装满水的"碗"又来到"勺子"跟前，用手轻轻抚摸他的头，并用手托起他的脸，看到他已经泣不成声，然后"碗"抓住"勺子"手

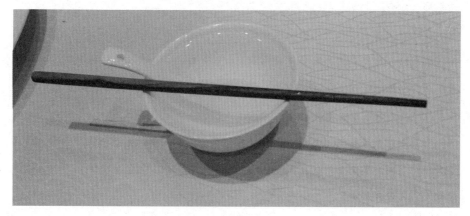

图7.3

生命之成长

中的勺子从碗里盛了一点水，送到他嘴里，并示意其品味，并用眼神送去无限的爱和祝福。接着，"碗"坐回原位，将装满水的碗放回到刚才心象呈现的位置上。

"筷子"慢慢转过身，看到"勺子"满脸泪水，也禁不住哭出了声，就是这个时候，"筷子"和"勺子"主动向对方靠近，紧紧相拥在一起。随后，两人手拉着手走到桌前主动地将筷子和勺子轻轻放回到了碗里（如图7.3所示）。

吉主任在分享的时候，激动地说："我原本以为大家都不想要这个家了，其实都不舍得这个家，都还有爱在。既然有爱在，有什么不能容忍的呢？你说，我是筷子，你是勺子，有什么不好，各司其职，干嘛一定要别人和你一样呢？"

多维沙盘名言集锦

没有接纳，爱无法开花！

我们想从身上切割的部分，也值得被爱。它一直等在那里，等待你的承认。

爱亲密伴侣，不是等待完美爱人出现。男人说：你尊重我，我才爱你。女人说：你爱我，我才尊重你。他们就这样等待着……当你做饭的时候，我才爱你；当你成功的时候，我才爱你；当你快乐微笑的时候，我才爱你……他们就这样纠结着。当下，是唯一能爱对方的时间。可惜，当下，你怎么了？在生气。因为她/他还是那个样子。

我们希望身边的人改变，变成我们期望的那样！我们称之为"爱"，以爱的名义，要求对方改变。这其实和爱关系不大，这更多的是一种操纵。一对夫妻，经过若干年，也很难听到一方说："亲爱的，你已经改变足够多了。从现在开始，你不需要改变了。我就爱你现在的样子！"

当某人想改变我们，我们就会开始关闭，并抗拒那个人，开始保护自己。当那个人接纳我们，我们感到安全，和那个人一起很舒适，会自然地打开，而当打开的时候，改变将自然发生。

能量转化训练

获得平衡、稳定和安全感

1. 想出你目前生活中的一个重要课题。也许是买一件大物品，或是换工作，或是结束与某人的关系。写下来。

2. 安静地坐着，让身体放松。让内在深处的感觉浮至表面，至少花五分钟来实施。将任何的新思想记录下来。

3. 留驻在这安静、放松的状态下。若要将更多的平衡和稳定带进生活中，想想现在你能做什么。将你的想法写下来。

4. 在你心里创造一个代表平衡和稳定的象征，或者你可以将这个象征画出来，想象它正在成长，正在扩展而变得更有力量。

第八章
追杀梦——最大的敌人，是我们自己

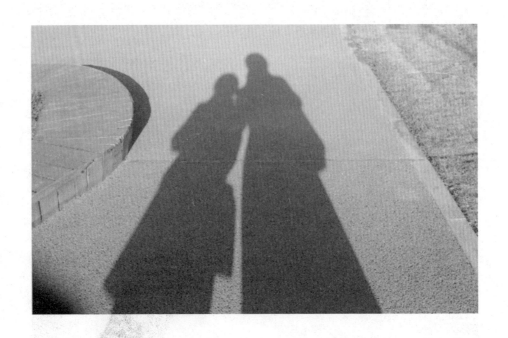

　　在一个梦里，我们基本上对一个事件的多面性都有所觉察，它们之中必然有许多会逃过你的醒时记忆。创造性的运用梦之教育进行探索、回忆等让我们能够感应和领悟到心灵的本质。

多维沙盘

《追杀梦》案例

梦者,女性,44岁。这次咨询是在网上通过视频进行的。

梦者简单复述了常做的梦:好像有人要追杀我,小时候是日本兵啊、汉奸啊什么的,在老房子中间追杀,就那样跑啊,跑啊。昨晚梦到的是一个同事受别人指派来杀我,最后我抓住了他,还和他谈判,具体记不清了。

咨询师:还记得感受吗?

梦者:紧张、害怕。

咨询师:现在你身边有什么物件可以代表你被追赶的场景或人,或紧张、害怕的情绪,用三个小物件摆一下。摆放的三个小物件各代表什么?讲述一下过程。

梦者头上冒着汗,开始回想梦中的场景。

梦者:绿色的笔,细长细长的,第一眼就看到它了,代表长长的路,梦里有绿色的、长长的路。小卡子,代表被挤扁的自己。还有手机,我需要它,可以帮我呼救,希望有人听到后过来救我,非常需要它。(如图8.1所示)

咨询师:在描述中还有些紧张和冒汗,是吗?你现在正视我,可以想象成我坐在你的面前。你做好了准备来解读这个梦吗?

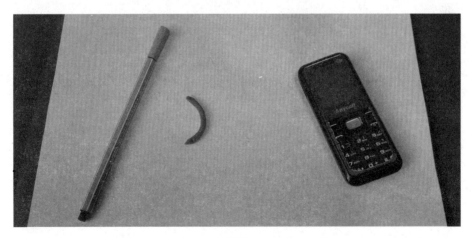

图8.1

梦者：好的。

咨询师：开放度能有多少？

梦者：80%-90%。

咨询师：开放度能有多少？

梦者：你突然再这样一问，我觉得有点害怕了。

咨询师：确认下，现在说你的开放度到底有多少？

梦者：嗯，70%吧。

咨询师：很好，接下来当我问你的时候，你不想说的时候就不说，我们就不往下深入，可以吗？

梦者：可以。

咨询师：从什么时候开始做这个梦的？几岁？

梦者：十几岁，感觉像是十一二岁。

咨询师：做这个梦的时候，或者之前发生过什么事情？当你觉得不方便的时候，我们就不往下深入。

梦者：现在想不起来发生了什么，应该是十一二岁时，是在爷爷、奶奶去世以后，他们是在我八九岁的时候去世的。村里有一个很老的老屋，没有人居住，墙倒了一半。

咨询师：这个老屋是你和爷爷、奶奶住过的地方吗？

梦者：不是，但我经常会去那里，我的一个二奶奶住在那旁边，和我一起玩的小朋友也住在那附近，还有幼儿园的老师家也在那附近。我比较喜欢又害怕去那里。

咨询师：害怕去那里？你的二奶奶住在那个破旧的房子里？

梦者：旁边。那个老屋好像没有人住。

咨询师：我感到好奇的是，我问你发生过什么事的时候你说起这个破旧的房子，跟你记忆中的被人追有什么关联吗？

梦者：我记忆中第一次被追的梦，十几岁时经常梦到的固定场景就是那里，就发生在那里。

咨询师：你记忆中曾经进去过吗？

梦者：我曾经在那门口，没有进去过。现实当中那房子并不很破旧。

咨询师：你跟我们描述的是破旧，但现实中并不是破旧的，是吗？

梦者：是，梦里是半截倒塌，现实中并没有倒塌，不过后来它真的倒塌了。

咨询师：你提到的梦里所说的房子和二奶奶，包括幼儿园的老师和爷爷、奶奶，你觉得有谁或者什么物品和这个被追的梦有直接的连接，或者有相关联的地方？

梦者：刚才脑子里出现的是我爸爸和哥哥。

咨询师：爸爸和哥哥对你做了什么，在你十一二岁的时候？或者之前？

梦者：他俩要领我去那个房子，那个房子有个长长的过道，我很害怕，在门口不敢进去。

咨询师：那个房子有什么传说和故事吗？

梦者：没有，就是那个过道很长，老式的房子很高，里面很黑。

咨询师：这个很黑、很长，很害怕、很紧张的感觉，和你梦里的恐惧和焦虑有什么连接吗？

梦者：感觉不想进去，太恐怖了，那个过道。

咨询师：那个过道让你想到了什么？

梦者：危险，好像突然会有什么东西出来吓我或把我抓走，吃掉。

咨询师：小时候是和爷爷、奶奶一起生活的吗？

梦者：生活到他们去世，八岁吧。小时候和爷爷、奶奶，还有爸爸、妈妈一起，不是只跟爷爷、奶奶生活。

咨询师：爷爷、奶奶会经常和你讲些什么故事？

梦者：没有，不记得爷爷、奶奶讲过什么故事。

咨询师：那个小卡子给你带来挤压的感觉，是吗？

梦者：是。

咨询师：这个卡子让你想到了什么？

梦者：刚才看着它，感觉像一个小胎儿。

咨询师：这时候不要控制自己呀，想到什么就说，不想说就告诉我。

梦者：突然看到这个，就感觉它像个胎儿，有头，有卷曲的身体。

咨询师：看到这个小胎儿，你的感受是什么？

梦者：好像被什么东西勒着脖子，或者被卡到那里了。

咨询师：被什么东西勒着，被卡到那里了，是吗？

梦者：是的。

咨询师：现在的躯体反应是什么？

梦者：冒汗、紧张，心脏跳得很厉害，有点喘不过气来。

咨询师：刚才你说，看到卡子想到胎儿被勒着的感觉，现在感到冒汗、紧张，发生过什么让你很不舒服的事件吗？

梦者陷入努力回忆的状态。

咨询师：思考和回忆故事，不用着急回应我。我现在感受到你躯体的变化和感受，有些担心你。你家里有人在吗？如果有，可以让他们给你倒点温糖水过来。这个小卡子的故事就先到这里，好吗？

梦者：我有点头晕和窒息的感觉。

咨询师：虽然隔着网络，但我能够感觉到你的感受，理解你当下的状态，我们把它先封存到记忆里吧。我建议你先去喝些温开水。等到你可以再看这个问题的时候，我们再私下交流，可以吗？

梦者：可以。

咨询师：现在可能触动了你内心最深的东西。虽然梦会经常做，你也觉察到了这个梦，用这三个小物件呈现出来了。相信你已经离开了那个梦，只是你还需要时间放下一些东西。

梦者：好的，谢谢老师！

咨询师的点评

简单的一个梦，困扰了觉察者很多年。简单的三样物件，触动了觉察者最深层的东西，勾起她封存很久的记忆。梦或者事件，潜意识的东西是挡不住的，可以尝试将自己的梦用这样的方法呈现出来，去面对，并与之对话和解读，不要期待别人分析这个梦，而是让自己觉察它意味着什么，代表着什么。我们不能用主观的东西去分析梦，因为那是觉察者的生命故事，这是一种尊重。（因为这是一次网络公开课，不便于深度挖掘觉察者的问题，加之觉察者有明显的躯体和情绪反应，所以案例到此终止）

梦者的感受

1. 我是第一次接触沙盘释梦，开始还是有些紧张和放不开，在老师那些真诚的话语和柔和的表情中，让我很快感觉到温暖的陪伴、理解和支持，渐渐和梦做着连接，看着简单的三个小物件，一些影像、感受就从记忆中自然地不断呈现出来，真的是一个让我感动的、神奇的过程。

2. 当老师问到"这个卡子让你想到了什么"时，我突然感觉那个卡子是个小胎儿，脖子被卡住、勒着，身体拉长，我自己的躯体感受也出来了，当时的感觉像是分娩的过程，但有点不敢相信，所以没有说出来。虽然我已经记不清准确的梦的起始时间，以及曾经发生过的事情，但在那一瞬间自己的躯体反应、情绪呈现出如梦中的体验。我相信我的身体知道真相，潜意识的东西是挡不住的。

3. 虽然我并没有完全解读自己的梦和那三个小物件到底代表什么、意味着什么，但我相信，今日的看见，已经让我尝试着面对那个紧张、害怕的情绪以及躯体的感受，接下来我要学习的是如何放下那个梦的困扰。

4. 老师的真实、真诚、共情让我感动，最后那段总结更是让我体会到了什么是接纳和尊重，"我们不能用主观的东西去分析梦，因为那是觉察者的生命故事，这是一种尊重"。感恩老师的陪伴和引领，感谢自己的勇敢，让我有意识要去尊重自己、尊重自己的生命故事。

多维沙盘名言集锦

最大的敌人是我们自己!

在日常生活中,梦都扮演了一个重要角色,"梦境"当作了解我们自己的真实本质及我们如何创造实相的一个必要的先决条件。

梦是非常具创造性,而好玩的。赛斯把它们比作童年的游戏:儿童明知只是一个游戏而故意吓他们自己,明知当他们的母亲叫他们吃饭时,那妖怪就会遁形了。当我们长大些,我们学会把假装当蠢事,人生变成一件严肃的事,而我们的好玩之心只在梦境里才显现出来。

那么,成人的梦就像儿童的游戏一样。因此对我们的梦了解更多的方法之一就是,当我们在醒时生活里时,游戏性地为自己假造一些梦;创造我们自己的妖怪、食人巨妖、女巫和小妖。这让我们看出哪些象征对我们有意义,我们在作梦时为自己布置哪种情境——因为我们醒时的梦会与我们真正的梦有诸多相同之处。这样我们能对意识的创造弹性——梦境的特性——变得觉察,而学会在醒时状态也变得更有创造力和弹性。

现在,藉着玩味你刚想出的一些影像试着去诠释那梦。你也许想藉由写下你心里对这些影像所想起的不论什么东西来作一些"自由联想"。不要试图勉强赋予这梦什么意义。跟它玩,再看有什么意义浮现出来。这练习的主要价值在给你一些对你"真正的梦"的本质之洞见,并且让你看看以一个更有弹性的意识在一个多次元实相里运作是什么滋味。

经常地重复这练习,并且记下当你的实相历经它具特征性的起伏时,你捏造的梦又如何变化。

——摘自Jane Roberts著,王季庆译《梦与意识投射》

能量转化训练

1. 请大家每晚睡觉之前，与潜意识对话，做睡前祈祷。

在入睡之前，我将一切烦恼和焦虑交托给宇宙，我只带着和平与爱进入梦乡。在我入睡之时到醒来之前，请无条件的爱为我清理和转化所有不符合我最佳利益的记忆、信念和情绪。给我注入新的我喜欢的能量！当我明天醒来时，我会充满和平、喜悦、力量和爱。我还要给宇宙预定一个美梦！谢谢你，我爱你。

2. 第二天醒来的第一件事就是记下梦的内容。

09

第九章
我是对的——输与赢

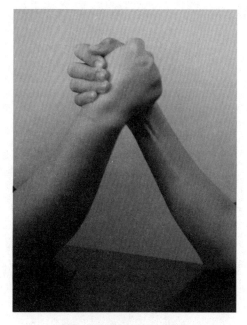

拍摄于培训现场的掰腕子比赛

人生的赌局上总会有输赢，没有任何一个人会是常胜将军，输赢不重要，重要的是在这个过程中你学到了什么，你懂得了什么。输与赢只在一瞬间而已，有时候很多事情就决定在那一秒钟，一秒钟足以改变世界，我们最重要的是要从哪里跌倒就从哪里爬起。

生活中很多时候，我们总是想向别人证明自己是对的。为了证明，不惜采用各种手段和方法，包括语言和行为、情感上的伤害。在此过程中，原本情同手足的朋友与你背道而驰，兄弟姐妹也远离你，就连与你生活多年的亲密爱人也不堪忍受，各奔东西，亲人淡如陌生人。是什么让你变成这样？就是这四个字："我是对的！"

多维沙盘

在某家庭关系培训会上，我遇到了这样的7个家庭21人的团体。

A家庭：3口之家，爸爸、妈妈和8岁的儿子。父母反映孩子有眨眼、脖子歪的毛病。

B家庭：5口之家，爸爸、妈妈、爷爷、奶奶，15岁的孩子有3年网瘾史。

C家庭：2口之家：妈妈和8岁的儿子（单亲家庭）。妈妈为儿子过早成为小大人而担忧。

D家庭：4口之家，爸爸、妈妈、姥姥和10岁的女儿。爸爸几次提出离婚，未遂。

E家庭：2口之家，丈夫、妻子。妻子无法接受丈夫的"冷"。

F家庭：3口之家，爸爸、妈妈、27岁的女儿。女儿一直不想结婚，父母感到焦虑。

T家庭：2口之家，妈妈和11岁的女儿（单亲家庭），妈妈和女儿的沟通问题。

在这次特殊的教学中，我并没有采用传统的父母课堂的教学形式，比如"如何做好父母，如何做好子女"的话题。

活动之一：一对一交流。

我首先采用一对一的形式，也就是导师与每一个家庭逐一交流，帮助每个家庭找到真正要解决的问题。

活动之二：帮组活动。

选取同质家庭编为一组进行班组互动，互动的主题是：针对每个家庭实质性的问题进行讨论和交流。

分出3个组，每组安排一位观察员做记录。

1组是D家庭与E家庭，主要是夫妻关系。

2组是C家庭和T家庭，单亲家庭子女沟通问题。

3组A家庭、B家庭和F家庭，儿女具有独特的"缺点"。

在班组互动中，因为组员之间是平等关系，所以每个人能够敞开心扉。观察员总结的现状是：大部分父母在交流过程中，不是积极客观地讨论交流，而是主观评断孩子或者对方的问题。

一组：夫妻关系。

游戏规则：小组成员相互扮演模拟家庭中的角色，并根据扮演者自己现场的感觉来呈现问题，以及解决问题的过程。全程不能有语言和肢体表情的交流，不能将自己的主观情感带入角色，应完全根据内在的感应来呈现。（这是多维沙盘的一种形式）

如图9.1所示，画面中搬起椅子的是妻子。低头坐着，用手支撑着头部，思考状态的是丈夫。反坐在椅子腿上不知所措的是孩子。

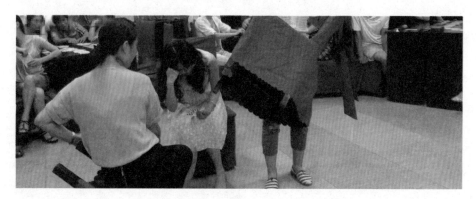

图9.1

这个家庭的心象展示了夫妻之间的互动关系：妻子强势、丈夫的回避，还有孩子的紧张和恐惧。家庭关系中常常处于这种沟而不通的状态，往往会使夫妻情感淡漠，造成孩子的身心受损，最终导致家庭的不和谐。

二组：单亲家庭子女沟通问题。

如图9.2所示，沙盘中呈现出母亲与孩子的沟通方式，母亲表达的是自己处处给予孩子的都是爱，实际上心象呈现的不是对孩子充分的尊重和接纳，更多的是这样的声音——"你跟着我走"，"你得听我的"。这样的亲子沟通不是真爱，是假爱和错爱。

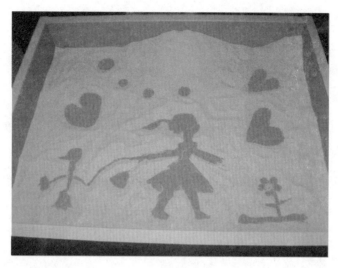

图9.2

三组：儿女具有独特的"缺点"。

如图9.3所示，画面展示了父母对于儿女"缺点"的焦虑和恐惧，表达了不接纳的态度。

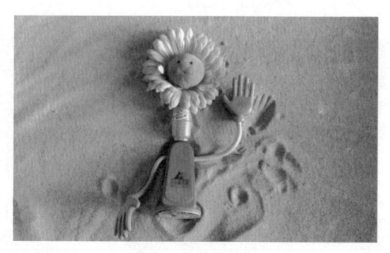

图9.3

活动之三：真心话大放送。

调整为两大组：孩子一组，家长一组（分两个房间）

讨论的话题：孩子组为"我与父母"

家长组为"我与孩子"

在讨论活动中，孩子们表现得非常积极，因为从没有这样的机会能让他们敞开自己的心扉说出心里话。活动结束前，将孩子们的真心话播放给父母听，把父母的真心话播给孩子们听。通过这样的互动，使家长们更了解孩子真正想要的爱是什么，也让孩子们更体谅父母的良苦用心。

最后，将两组组合在一起，做一个心有千千结的游戏，让家长与孩子齐心协力共同面对问题，并积极主动地解决问题。在游戏过程中，家长们可看到孩子们积极向上的一面，孩子们也可在游戏体验中增强与父母情感的连接。

活动之四：掰腕子。

运用掰腕子的游戏让家长彻底认清自己的核心问题——证明自己是对的！本质上是投射了自己内在的不安全感、恐惧和不自信，找到问题的根源。家长和孩子都能更客观地接纳和认可对方，家庭关系从此能够更加和睦。（如图9.4所示）

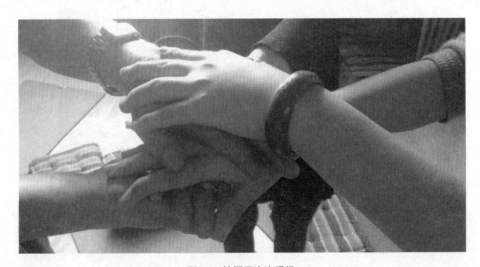

图9.4　拍摄于咨询现场

多维沙盘

通过几天的家庭互动分享，家长和孩子们树立了家庭幸福信念。

◇家不是讲理的地方，是讲情感和爱的地方。

◇和谐是家庭幸福的关键。

◇当你完整了，就能遇见完整的另一半。

◇让自己做自己，让别人做他自己。

◇孩子是我们的一面镜子。

◇孩子的问题是我们自身问题的投射！

◇学会从女性的眼光看情感，使世界变得温暖。

◇学会男人看世界的理性智慧，帮助世界建立秩序，变得安全。

◇学会用孩子的眼睛看世界，获得童心与惊喜，产生激情。

◇每个人必须对自己负百分之百的责任！

◇在这次家庭工作坊中，最后每个家庭都形成了一股爱的合力。

多维沙盘名言集锦

输与赢

是的，你是对的，你永远都是对的，在生活当中，你和谁在不断地掰着手腕去证明你是对的？

这样做为你带来什么样的体验和感受，又为你生命中的人带来什么样的体验和感受呢？

是，你是对的，你永远都是对的。

在生活当中，你和你的爸爸、你的妈妈也在不断地掰着手腕，去证明你是对的。你总觉得爸妈已经落伍，跟不上形势，他们不了解你，无法沟通，你总觉得你没法跟他们交流，你甚至不给他们与你交流的机会。

你总认为你是对的，于是你和爸爸、妈妈也在不断地掰着手腕，去证明你是对的。

生命之成长

还记得吗？爸妈邀请你回到家里去吃一顿团圆饭，爸妈做好了饭菜，在等你。而你却无故迟到、晚归，爸妈望着桌上不知道热了几遍的饭菜，对你说："孩子，快去吃吧，都凉了。"而你却很随意地说："不用管我，我在外面吃得很好，你们自己吃吧。"于是你回到房间倒头就睡，这个时候，你的爸爸、你的妈妈看着满桌的饭菜，看着睡着的你，只能摇头，叹息，哭泣，他们发现原来的那个你、从前的那个你已经离他们越来越远了。

是，你是对的，你永远都是对的，只是对了又能怎么样呢？为你创造了什么样的体验和感受？又为你的爸爸、妈妈创造了什么样的感受和体验呢？

是，你是对的，你永远都是对的。

在生活当中，你和你的另一半也在不断地掰着手腕，去证明你是对的。

还记得吗？那个幸福的时刻，你们一起牵手，一起踏上红地毯，彼此交换戒指，你们一起宣誓，一起承诺，说这辈子要幸福美满，要白头偕老，只是今天，离这句话的时间过去了多久，又发生了什么？

今天，你和你的另一半也在不断地掰着手腕，去证明你是对的。你总觉得另一半不懂你，不支持你，不配合你，于是，你总认为你是对的。

看看今天你跟另一半的关系，你有怎样的感受和体验呢？或许今天你们已经同床异梦，又或者今天你们已经形同陌路，又或者今天你们已经变成了仇人，又或者今天你们已经不在一起了。

是，你是对的，你永远都是对的，只是对了又能怎么样呢？

是，你是对的，你永远都是对的，只是你理想中的爱情、婚姻、夫妻关系和家庭，又在哪里呢？

是，你是对的，你永远都是对的，这为你带来了什么样的感受和体验，又为你的另一半带来了什么样的感受和体验呢？

是，你是对的，你永远都是对的。

在生活当中，你和孩子也在不断地掰着手腕，去证明你是对的。你认为孩子是你的私有财产，你要去决定他，你要控制他，你要要求他，你要限制他。虽然孩子是因为你来到这个世界上，但他不是为了你来到这个世界上，你对孩子有很多的要求，有很多的限制，有很多的条件，甚至连孩子穿什么的衣服，背什么样的书包都统统要你去决定。

是，你是对的，你永远都是对的，只是对了又能怎么样呢？

看看今天可怜的孩子，他无法活出真正的自己，他只能在你面前去装扮，去演戏，像个小大人一样。

是，你是对的，你永远都是对的，为你带来了什么样的感受和体验呢？又为你的孩子带来了什么样的感受和体验呢？

是，你是对的，你永远都是对的。

在生活当中，你和你的兄弟姐妹也在不断地掰着手腕，去证明你是对的。

还记得吗？曾几何时，兄弟情同手足，你们一起面对，一起分享，一起面对所有的艰难困苦，一起分享所有的开心喜悦。只是，你慢慢长大了，有了自己的思想，有了自己的思维，有了自己的事业，有了自己的家庭，你开始觉得你是对的。

你开始觉得兄弟姐妹跟不上形势，你开始觉得，兄弟姐妹一点一点在落后。你跟兄弟姐妹也在不断地掰着手腕，去证明你是对的。兄弟姐妹只好远离你，只好离开你，他们只能在背后议论你，关注你，祝福你，而当着你的面却什么也不愿意说，因为你只要你是对的，你根本不要理想中的兄弟姐妹之情，你不跟他们沟通、互动，也没有尊重。看看你今天跟兄弟姐妹的关系，你有怎样的感受和体验呢？兄弟姐妹又有什么样的感受和体验呢？

是，你是对的，你永远都是对的。

还记得吗？在生活当中，你和朋友也在不断地掰着手腕，去证明你是对的。

小学、初中、高中、大学，各个时期，各个阶段，你都有很多朋友，而这些朋友，如珠子一样一个接一个地脱落，一个一个地离开。你总觉得朋友不懂你，你总觉得他们不跟你互动。去看看今天你跟朋友的关系，你有怎样的感受和体验呢？你

生命之成长

理想中的友情，你理想中的友谊，今天又在哪里呢？

你为你创造什么样的体验和感受？又为你生命中的朋友创造了什么样的感受和体验呢？

是，你是对的，你永远都是对的。只是对了，又能怎么样呢？

是，你是对的，你永远都是对的。

在生活当中，你跟你的同事也在不断地掰着手腕，去证明你是对的。

你跟你的上级说不欣赏你，不提拔你，不赏识你，不给你机会。

你跟你的同伴说他们不支持，不配合，没有团队意识，没有合作的精神。

你跟你的下级说他们不长进，不学习，不上进，烂泥扶不上墙，不听你的。

是，你是对的，你永远都是对的，只是对了又能怎么样呢？看看今天你的团队伙伴，看看今天你的职场氛围，这是你理想中的团队，这是你理想中的职场氛围吗？

是，你是对的，你永远都是对的，只是对了又能怎么样呢？

为你创造了什么样的感受和体验？又为你生命中的人创造了什么样的感受和体验呢？

还记得，我们跟爸妈的理想关系吗？

还记得，你跟另一半的初衷、愿景和理想吗？

还记得，你想培养一个什么样的孩子吗？

还记得，那份手足之情吗？

还记得，朋友，那份地久天长吗？

还记得，我们和团队伙伴在一起，奋斗的情景和经历吗？

是，你是对的，你永远永远都是对的。

你为你创造了什么样的感受和体验，又为你生命中的人创造了什么样的感受和体验呢？

能量转化训练

1. 随性地写出对自己的叙述。例如，我是一个很有灵性的人。

2. 现在，把这些叙述扩展，让它们变得更善、更美，用你所能用的最赞美人、最鲜亮的字眼来说出自己。当然，你必须对自己真实。例如，"我是一个工作勤奋、深深地关心别人的一个充满爱的人。灵性方面的成长是我生命中的第一要务。只要一有时间，我就在学习对一切付出无条件的爱。"尽你所能地让这些叙述更尽善尽美，也更充满爱。

3. 在你写下如上的叙述时，心中有什么感觉？你若能从一个更高的视野来看自己时，你必会更精确地认识到自己是谁。

生命之成长

10 第十章
钱都去哪儿了——注意力在哪里，结果就在哪里

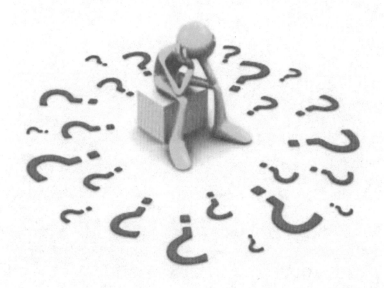

　　人类最可宝贵的财富是希望，希望减轻了我们的苦恼，为我们在享受当前的乐趣中描绘出来乐趣的远景。如果人类不幸到目光只限于考虑当前，那么人就会不再去播种，不再去种植，人对什么也不准备了，从而在这尘世的享受中。

——伏尔泰

具有价值的东西被人们称为财富，包括自然财富、物质财富、精神财富等。人们都希望得到财富，但内在能量处于相对负面状态时，想到却不能得到。要想自己获得财富，必须让生命的能量顺势而为，自然流动。坚强、勇敢、毅力、无惧不是一种想法，而是生命的状态。

面对财富，如果意识中能量不足，都可能让你丧失获得财富的机缘，结果只能与上天给予的机缘失之交臂。让生命本来的能量去战胜它，面对它，超越它，从而得到属于你的财富。

相信以下的分享直接触发你看到生命本质、事业、企业的状态，提升个人觉察力，开启智慧的按钮。

2013年，在新疆的一次企业家峰会上，我应邀做了2个小时的心灵财富演讲，会后一位企业家朋友与我在休息厅攀谈起来。这是一位80后年轻人，年轻有为，主要在新疆经营厨卫装饰材料，当时在南北疆有几个业务点，在乌鲁木齐市还有一个店面，年营业额最低200多万元。他说听了我刚才讲的课，很有启发，就财富这方面自己近期始终被一些问题困扰，想请我帮他梳理梳理。

我把这位企业家简称为"李总"（并非真实姓名），他提出的困惑是：经营3年的厨卫装饰材料业务，盈利始终不能有一个大的突破，做起来很累，想知道这是为什么？能否突破现状？

我首先感谢他对我的信任，并充分肯定他有这种积极探索的精神，然后向他简要说明沙盘游戏的原理和咨询过程，最后双方协商：咨询目标——找到企业盈利低的原因，进行转化，放下一切疑虑，一心做好当下的心理游戏。

他问我有没有什么要求和限制，我说："你随心就好，想怎么做就怎么做。这是你的世界，你说了算。"

于是我们就地取材，利用休息厅桌上的零食作为代表物，把地面作为沙盘，开始了一次有关财富问题的探讨。一开始他不知如何下手，不知要拿什么，要想呈现什么，我启发他围绕经营方面去寻找有关因素来呈现，例如，人际关系、产品、渠道，等等。

第一次的制作时间大约有10分钟，李总很认真地挑选每一个代表物件，如图10.1所示，他选取的代表物件是：红枣、糖果、手机和核桃。

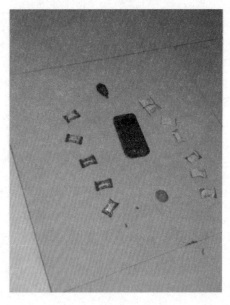

正面　　　　　　　　　　　　　　　反面

图10.1

第一步：黑色的手机放在中间，代表他自己。

第二步：在手机的左边放了5颗红色的糖果形成一排，代表南疆的客户。

第三步：在手机的右边放了6颗黄色的糖果形成一排，代表北疆的客户。

第四步：选择一颗大红枣放在手机的上端，作为与两排糖果的连接点，与下端的核桃相对，代表他与客户的关系。

第五步：选择了一个核桃放在手机的下端，作为与两排糖果的连接点，与上端的红枣相对，代表他想要扩大的利润点。

第六步：选择另一颗大红枣放在手机上面，代表他与供货商的关系。

作品完成后，我请他围绕这个心象不同角度观察一下，并起一个名字。

李总看了看，笑着说："怎么看都像一个乌龟，两边是很多爪子，中间那个手机就是乌龟背上的厚壳，红枣是头，核桃是小尾巴。千年的乌龟，万年的基业，好兆头，我给它起名叫《长寿》，象征我的事业能长寿。"

我："嗯，很有意义的一个心象呈现。心象就是你内在与外部世界的连接产生的图案。《长寿》是你为这幅作品的命名，请你讲讲事业'长寿'的故事。"

李总："我这个公司开业3年多，开业之前我花了半年的时间，几乎跑遍了新疆，积累了很多的信息，也为开业做好了前期的铺垫。开业后，第一年行市很好，供货商也很配合，客户这边也很给力，结算不拖拉，略有盈余。第二年上半年也一直很好，但是到了第二年下半年，不知为什么需求量减少了三分之一，客户结算也开始不如之前那么利索。第三年就明显走下坡路，业务量始终不能突破第一年的业绩，客户这边结算更困难了。"

我："那'长寿'在这里的意义是什么？"

李总："那是我的希望，我希望我的事业长寿不衰。"

我："哦，只是希望长寿，你并不确信你的事业可以长寿，对吗？"

李总笑了笑，没有做正面回答。

我："那你分析过是什么原因造成现在这样的状态吗？"

李总："无非就是这几点：（1）价格竞争激烈；（2）人与人之间的关系不那么真诚；（3）大家普遍都觉得现在生意难做。"

我："还有吗？"

李总："基本就这些吧。"

我："我是不是可以理解为你的利润点不能突破的原因就是因为这几个方面出现了问题？"

李总："差不多。"

我："好吧，现在让我们结合你刚才说的这几点原因，在这个《长寿》心象中找找看，是哪方面的人、事、物出现了问题？"

生命之成长

李总："南疆这边的结算问题比北疆大，北疆的业务量没有南疆多。"

我："你认为利润点不能突破的主要原因是业务量和资金回流问题，是这样吗？"

李总："那当然，一个企业主要靠业务量和资金啊。"

有的时候，我们的问题是总向外看，不向内看。

我："看到你选取的代表物件是红枣、糖果、手机和核桃。放在中间的黑色手机代表你自己，为什么是手机，而不是别的？请你说说这些代表物件的意义。"

李总："因为我全靠手机联系他们订货、交货，与他们建立关系不都得靠手机呀。"

我："手机放在中间有什么意义吗？"

李总："我是核心啊！"

我："你刚才说手机是乌龟身上的那个厚壳，代表你，有什么感受？"

李总："压力大，负重太多。"

我："请把你是核心、是手机、是龟壳与信息、压力、负重联系在一起组成一段话，会怎么样？"

李总："我在这个机构是核心人物，常用手机联系业务和建立关系，身上的压力很大。"

我："你为什么用两种颜色的糖果代表南、北疆的客户？"

李总："因为糖是甜的，客户能为我带来利润。南疆用红色，表示相对来说我比较喜欢与他们打交道。"

我："你放在最上端的那颗红枣代表你和南北疆客户的关系，同时也是代表乌龟的头部，为什么是红枣？"

李总："红枣代表一种果实，代表我与他们的关系不错。"

我："放在你手机上的那颗红枣代表你与供货方的关系，是吗？意义和上端那颗红枣一样吗？"

李总："差不多，但是这个更重要些。"

我："来看看你最后放的这个核桃，你说当作是乌龟的小尾巴，是吗？"

多 维 沙 盘

李总："从整体来看，核桃在这个位置上像个小尾巴。"

我："OK。请问你来的时候最急于解决的问题是什么？"

李总："盈利点始终不能有一个大的突破，做起来很累，想知道这是为什么，以及能不能得到改善。"

我："你认真体验了这个游戏，刚才又做了一番陈述，现在请你不要急于回答问题，而是思考一下，到底是什么原因导致了现在的现状？能否改善现状，还要靠你自己的觉察和智慧。"

李总一脸茫然，停顿了两三分钟后吞吞吐吐地说："难道是因为我造成的？但又说不清楚。"

我："如果单纯从经营管理方面来说，那只是事物的外在形式，而真正的经营是用'心'，是你的内在最想要的是什么？"

李总："多盈利，企业能够长久发展。"

我："你把最想要的盈利，还有企业的发展，用核桃做代表，放在最后，它代表这只长寿龟的小尾巴，这样的呈现你有什么感受？"

李总惊讶地说："啊，是的，当时没想那么多，这样看来，有些本末倒置啊，好神奇呀！"

很多时候，我们晚上睡前常常对自己说，明天我想要怎样怎样，实际上，天一亮还是一如既往地做着昨天同样的事。

讨论话题

1. 想着突破盈利点，是否作为重点下功夫了？

2. 南、北疆客户的关系作为长寿龟的头脑，是否合适？

3. 自己是核心，却背负厚重的壳，要怎样减负？

4. 认为最重要的东西，放在最后做小尾巴，如何理解？

经过第一轮的讨论和思考，李总做了些调整，他意识到了什么对他最重要，什么是核心。于是将手机放在了心象中的最上端，也就是长寿龟的头部位置，把代表盈利的核桃放在手机上面，然后把代表供应方和客户方关系的两颗红枣放在了最后，做长寿龟的尾巴，如图10.2所示。

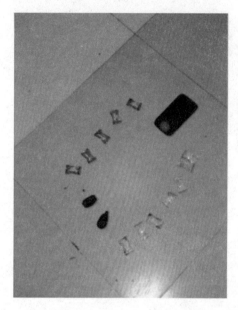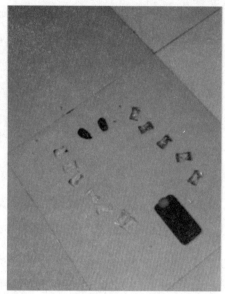

正面   反面

图10.2

我："调整后的感受是什么？"

李总："不想做那个龟壳了，背负得太多，轻装上阵，重点放在突破盈利点上。我要有自己的思想，两边的关系都很重要，所以放在一起。"

我："第二次与第一次的不同，对你探索目标有什么意义？"

李总："第一次并没有太当回事，结果出来后自己都很吃惊，原来自己根本不了解自己到底想要什么，只做想象，不去行动，也就是老师您说的——没有真正用心。第二次这样一调整，我的思路清晰了，知道该做什么，不该做什么了，太谢谢你了！"

"你关注什么，就会吸引什么。然后坚持按照目标去实施，就一定如你所愿！"这是吸引力法则的重要理念。很多时候，我们往往忽略了自己的本心，被外在的种种现象所蒙蔽，不知道自己是谁，到底想要什么。

我："这次的调整，主题有变化吗？"

李总："还叫'长寿'。"

我："我感觉到你的能量有一些启动了，气势也比刚才有所提升，这些是你今天想要达到的目的吗？还要继续下去吗？"

李总："我知道原因在我，并且知道重点是什么了，但是如何改变现状，还要请老师再给予指导。"

我："每个人都有自我疗愈的能量，既然你能够在这么短的时间内，找到核心问题，觉察到自己的问题，并且积极面对做了很好的调整，效果已经很好了。如何改变不是我能给你答案就可以解决的。"

李总："是的，是您点燃了我，可否再给我多一点时间，我把这个心象做最后的调整，再请老师看看我是不是可以通过自己的能力达到目标。"

我："只要你100%相信自己，就一定可以！因为你是你世界的创造者！"

当李总的第三幅心象完整映入我眼帘的时候，我被他感动了！如图10.3所示。

李总总结道："最先开始我是以个人为中心，光想着自己如何获得盈利点，通过这几轮和老师您的对话，以及自己的觉察，我觉得只有达到双赢，大家才能一条心，拧成一股劲，所以，我现在把获得盈利点作为大家共同实现的核心目标，这就把几方面的关系都连接在一起了，大家成为了利益共同体。我轻松愉悦领航前行，大家跟在其后开怀大笑，这是多么棒的一个团队啊！"

是的，第三次心象呈现出热情洋溢的氛围，各方面的能量都流动起来形成了一个充满正能量的群体。有了这样的团队，有了共同的目标，有了满满的正能量，还有什么实现不了呢？

生命之成长

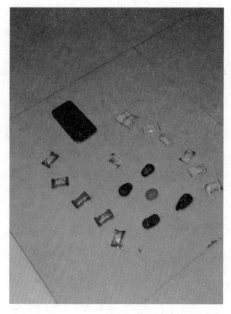
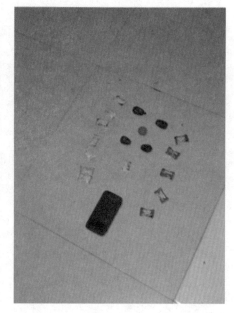

正面 反面

图10.3

后来，我了解到李总的企业的确发生了很大的改观。

信念创造实相，信心创造奇迹，思想引导能量，能量产生力量。

多维沙盘名言集锦

创造丰盛富足

◇我是丰盛的源头。

◇我透过喜悦、活力和爱自己来创造财富与丰盛。

◇我活在丰盛的宇宙中，我拥有一切。

◇我值得享有丰盛。

◇我专注于喜爱的事物，而吸引它出现。

◇我散发自重、宁静、爱、自在和快乐。

多维沙盘

◇我做的每一件事情都带给我活力与成长。

◇我凝聚能量对准我的目标。

◇我用能量来创造，好事总是轻易地来到。

◇我总是处于天时地利之中。

◇我是个成功的人，我让自己感到成功。

◇我原谅自己，知道我已经尽力做好一切。

◇我各方面生活的能量都开放而畅流。

◇我总是收入大于支出。

◇宇宙以完美的方式运作，总是为我创造更高的益处。

◇我相信每一件事都在适当的时间，以最美好的方式发生。

◇我每天用行动展现爱。

◇宇宙是安全、丰盛与友善的。

◇我接受繁荣和丰盛进入我的生命。

能量转化训练

问你自己，你愿意采取什么方法更近目标一步。问你自己有没有获得下个月能做什么事的内在冲动，并下决心去做它。

1. 在你的生活中你想有什么大跃进？

2. 是否有什么你必须放弃以得到它的东西（信念、心态、东西、人物）？

3. 这目标的元素是什么？有没有任何其他方式来给你所要的东西的元素？

4. 你想得到它的动机何在？你能在其中得到什么？

5. 往往在你心里的内在冲动或私语和你的大跃进有关联，即使它们看起来无关联。列出你曾有的任何内在冲动。

6. 你能在下周采取朝向你目标的明确步骤吗？

11 第十一章
蚂蚁与羽毛——去除思想上的顽石

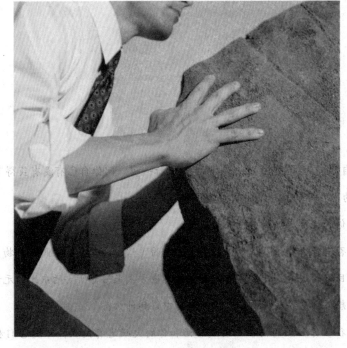

阻碍我们去发现、去创造的，是心理上和思想上的顽石。

改变你的世界，就从改变你自己的心态开始！

多维沙盘

084_

2000年8月，在郑州心博会前夕，我们专家团队来到郑州的一处山庄集训。吃完早餐，我与同事李老师往住处走时，好奇地发现一只小黑蚁围着一根大大的羽毛在忙乎着（如图11.1所示）。大概是职业习惯，我平时就喜欢观察和收集生活中的各种场景，再运用到教学中。我们悄悄地蹲下，静静地观察着蚂蚁与羽毛将会发生什么故事。

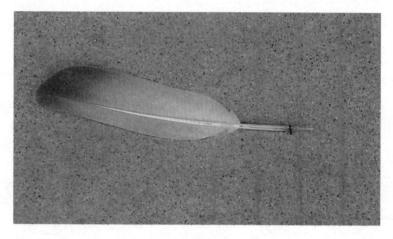

图11.1

我以前对于蚂蚁不是很了解，也不怎么喜欢，但经过这次邂逅，我对蚂蚁开始有了新的认识，并且喜欢上它了。

蚂蚁，属节肢动物门，昆虫纲，膜翅目，蚁科。蚂蚁是人们常见的数量最多的昆虫种类，很容易识别。一般体小，颜色有黑、褐、黄、红等。蚂蚁的寿命很长，工蚁可生存几星期至3-7年，蚁后则可存活十几年甚或几十年。蚁巢在一个地方可存在多年，甚至五十多年。蚂蚁的外部形态分头、胸、腹三部分，有六条腿。雄蚁体长约5.5毫米，雌蚁体长约6.2毫米。蚂蚁为典型的社会昆虫，具有社会昆虫的3大要素，即同种个体间能相互合作照顾幼体，具明确的劳动分工系统，且子代能在一段时间内照顾上一代。

我猜这只蚂蚁大概是公蚁，负责搬运之类的工作吧，别看它小，但有智慧。我发现它在围着羽毛杆转的时候，其实是在试羽毛的重量，也是在尝试自己是否能将它搬运回穴。

这时候，围过来一些人，他们看到这种场景，发出了几种声音：

"别做梦了，根本不可能！"

"自不量力。"

"以小博大，如同以卵击石。"

"想把大它不知多少倍的大家伙搬回去，简直是痴心妄想。"

"我不相信它可以做到！"

一些人很快就放弃，离开了。

蚂蚁根本不在乎这些声音，及不同眼神对它的关注，它只专注如何将这根大大的羽毛搬回家。过了一会儿，它好像做出了一个决定，只见它来到羽毛根前，用前腿紧紧抓住羽毛根部（如图11.2所示），用力向上抬了抬，变换了几个姿势后，最终选择将头部和前腿拖住羽毛的根部，用后面四条腿倒退着（如图11.3所示），将长约40厘米的羽毛拖着离开了我们的视线。

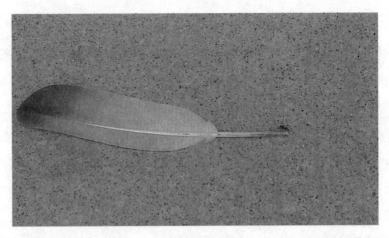

图11.2

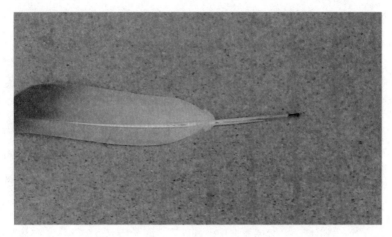

图11.3

　　一个身长只有5.5毫米左右的小蚂蚁，如何能够搞定长约40厘米的大羽毛，是什么让它有如此的动力？

　　那就是信念！内在的那份坚定不移的信念，让它赢回了自己，而那些对蚂蚁的举动用异样眼神和讥讽语言的人们，却输得体无完肤。与这些小生灵相对照，有时候，人都自愧不如。

　　再分享一个选自《心中的顽石》的故事。

　　从前，有一户人家的菜园里摆着一块大石头，看起来宽度大约有40公分，高度有10公分。到菜园的人，一不小心就会伤到自己。儿子问："爸爸，为什么不把那块讨厌的石头挖走？"爸爸回答："你说那块石头？从你爷爷的那个年代起，它就一直在那里，何况它那么大，不知道要挖到什么时候，不如走路小心一点，还可以训练你的反应能力。"

　　过了几年，儿子娶了媳妇，有一天，他的媳妇气愤地说："菜园那块大石头，我越看越不顺眼，改天请人搬走好了。"儿子回答说："算了吧！那块大石头很重的，可以搬走的话我早就搬走了，哪会让它留到现在？"媳妇心里非常不是滋味，那块大石头不知道让她跌倒多少次了。有一天早上，媳妇带着锄头和一桶水，将整桶水倒在大石头的四周，十几分钟以后，媳妇用锄头把大石头四周的泥土铲松。本来媳妇做好心理准备挖一天，没想到，十几分钟后就把石头挖了出来，再一看石头大小，其实也没有那么大，都是被外表蒙骗了。

现实生活中，很多人都被心中的"顽石"阻碍着。

我有位朋友嘴上常常挂着一句话："啥时候是个头哇"。大家好不容易盼到周末休息，她却叹气说："这么多事还没做完，啥时候是个头哇。"工作的时候，她也唉声叹气："这么多活要干，啥时候是个头哇。"孩子放假回家，老师布置了作业，她又是那句话，"怎么做得完？"她心中的"顽石"告诉她"什么事情都没有个结果"，于是才会有"啥时候是个头哇"的思想。可是，如果我们能平和对待发生在身边的每一件事情，并顺理成章地做好计划，开始行动，怎么会没有结果呢？

去除你心中的"顽石"吧，你会发现自己原本认为很大的困难，行动起来后并没有想象的那么吓人。"一叶障眼失泰山，先入为主蔽蓝天。"

例如，本书第十章里那个企业家的故事。他在盈利点上出现瓶颈，很想多盈利，但是思想上觉得困难很大，不可能实现。这种观念障碍了他的企业发展，当他通过咨询和成长，转变了观念——相信一切皆有可能，一年后他的企业就有了很好的发展。

许多事情看似困难，实则不然。与其大声抱怨，不如做出行动。世上无难事，只怕有心人。

多维沙盘名言集锦

禅宗公案中有这么一说：慧可向达摩大师请教安心法门，因为他总是感觉自己的心不能安。达摩说，你先把你的心找出来，我再给你安心。慧可是一个有着较高佛学造诣的佛教徒，也就是后来的中国禅宗二祖。他遵循达摩的话去找自己的心，却怎么也找不到。他只好说，我找不到。达摩说，我已经为你安心完毕。

这是什么意思？

如果让你找你的心，你能找到吗？显然，你也找不到。因为三心不住，即：过去之心不住，现在之心不住，未来之心不住。你的心是不住的呀！也就是说，你的心并不执著于任何外物。

《金刚经》云："应无所住而生其心。"如果你执著于法，执著于物，执著于我，那么你就会产生妄念。

其实这世间的一切都在不断地流转变化。请问你能执著于什么？

你的心时时刻刻都在变化。它本来就是这个样子，根本不需要你去安。要说安，你顺其自然不就安了吗？

用一句话来说，就是"船过水无痕"。这大千世界的万事万物就是那船，而你的心就是那水。船曾经在水面上行驶过，且留下过倒影，但是水就是水，依然不舍昼夜地流去，何曾被铭刻些许痕迹？你的心本自圆满具足，不垢不净，不增不减，不生不灭，你只是被贪、嗔、痴所惑。你要做的就是内心无喘，外屏诸缘。

能量转化训练

1. 在你生命中是不是有一个你没有真实面对的人？写下你真正想对他说的话。

2. 现在，从真实面想得更深入一点，有没有一个更委婉、更替人设身处地的说法？把上面的叙述改写一遍。

3. 你可以一直这么做，直到你了解到在你们之间真正的实相是什么。当你释出这实相时，喜乐会充塞在你们之间。

云之心象——繁华不过一掬细沙

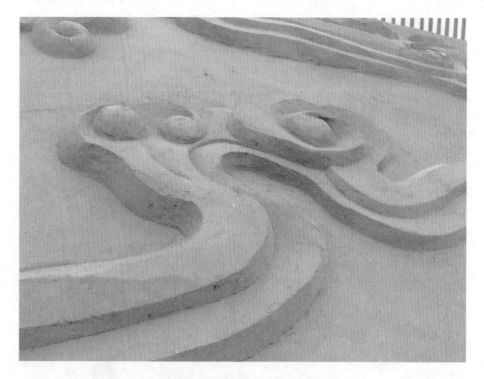

拍摄于福州平潭的沙雕《祥云》

一切有为法，如梦幻泡影，如露亦如电，应作如是观。

——《金刚经》

2013年4月，我躺在上海一个朋友家阳台上的躺椅上，晒着暖融融的太阳，感受着窗外的风声，很惬意。蓝天白云，秋高气爽。

无意间，我被蓝天上的朵朵白云所吸引，有的像跐跐地向前跑的鸭子，有的像可爱的笨笨熊，有的像航行在无边海洋里的船，有的像张着大嘴的鳄鱼，有的像正在嬉戏的孩子们，有的像在湖水里自在地啄着羽毛的天鹅，有的像紧紧拥抱在一起的恋人，有的像洁白的莲花，有的像会七十二变的孙悟空……

总之，云朵千变万化，变化还很快，我还沉浸在某种意境的回味中，一眨眼又到了另一个意境，可谓应接不暇。

云朵各种图像的呈现（如图12.1所示）让我联想到沙盘中的心象。宇宙就是一

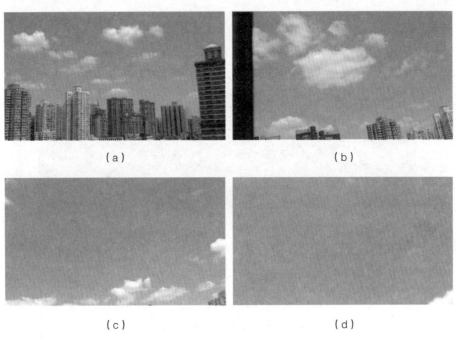

（a）　　　　　　　　　　　　（b）

（c）　　　　　　　　　　　　（d）

图12.1

个大沙盘,天空中的云彩等所有存在体在天空中的呈现,就是每个人自己内在世界外显化的心象,奥妙无穷。

云之心象让我想到了很多,平时很难让自己静下心来,像观赏云朵的变化一样去探索自己内在的世界,去思考心态的变化。其实,世间万事万物都是这样,虽繁花似锦,千奇百怪,却只是过眼云烟,什么也没留下。

如果我们每个人都能时时觉察自己的内心,去思考宇宙带给我们的信息,世间还有什么过不去的坎和放不下的东西呢?

多维沙盘名言集锦

繁华不过一掬沙

一沙一世界,一粒沙的确是一个世界,看上去细微的沙子,谁能知道百万年之前它的模样呢?又有谁能经历如此悠久的历史,依然保持着如此实在的触感呢?远古的先民们赋予沙许多神性,用沙占卜,用沙来治疗和治愈。

藏传佛教中用沙来表现曼陀罗仪式,那是神圣的心灵接触与升华。

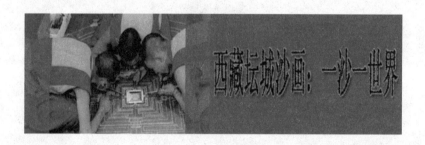

在藏传佛教中有一种最独特也最精致的宗教艺术。每逢大型法事活动,寺院中的喇嘛们用数以百万计的沙粒描绘出奇异的佛国世界,这个过程可能持续数日乃至数月。

镊子下面的万千丰富,细腻,充满质感。每一粒沙,后面都有生命、河流、爱恨!世界趋于完美,只有造物者明白结果。

繁华的坛城，因为有一种不可言喻的美丽而直达内心。

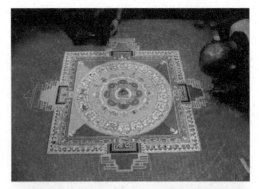

细沙如何汇聚成世界，繁华初现，围绕在佛周围的芸芸众生，每一种生命都跃然沙上，逐步显现的最后的圣堂，延续的人生，膨胀的世界，完成的日子终于到来，辉煌的成就，瑰丽的画卷，以一种强迫的姿态占据每一个人的视界和心灵，乃至灵魂。

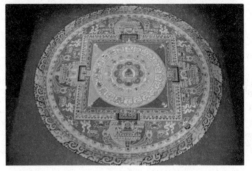

当一切已趋近完美，人可以做的事情也趋近于无。自始至终一丝不苟的创作者，最后完成的作品，完美的画面，繁华的世界，但是，喇嘛们呕心沥血、极尽辛苦创作出的美丽立体画卷，并没有用来向世人炫耀它的华美。

漫长的创作，成功后短暂的喜悦，然后是毫不犹豫的毁灭，倾于大海。它是从外层的沙驱散向内层，代表一切老死后又回到它心中本初的状况。另外它又表达世事的无常和空性。警示执著众生，一切皆为虚幻。

这才是坛城最具有力量的一刻！

真正的伟大现在才是开始！繁华，刹那，毁灭！

装殓，艺术品的生命完结了。在当地居民的护送下，盛装出行，时间仿佛已经停止，整个过程将近一个月。每日作画几小时，然后他们将作品清空，付诸流水，以此象征生命的瞬间。

一个月的时光凝聚在潺潺流淌的溪水边。远处围观的人群，近处沉思的男子，对于一个世界的消失，做着不同的凭吊和评价。而僧人手中缓缓流逝的细沙，已不再有那惊艳的容貌，那些漫天飞舞的佛，那些欣欣向荣的生命，那些宏伟的庙宇，

生命之成长

那些千姿百态的繁华，一切都随风飘入溪水，沉淀，褪色，永不再返。又或者说，所有的繁华已属于流水，外人不再得见呢？

——摘自《西藏坛城沙画》

能量转化训练

感觉内在的平和

放松身体，做三次深呼吸，让所有的紧张感都消失。

1. 忆及三次让你感到内在平和的时刻。真实地体验那份平和的感受，并将感受写下来。

2. 什么事让你失去平和的感觉？完成这句子，"我能感到平和，除非……"

3. 对自己说："我的那个没感受到平和的部分，只是一个小的部分，现在我能认出并与我内在坚强的自己相连。这坚强的一面，将更多的光亮带给那个在害怕的小部分。"

4. 现在将以上的每个声明都转换成正面的肯定句。在你这么做时，让自己去感受你充满智慧、充满信心的力量，然后释放、宽恕并放掉干扰你内在平和的每一个情境。

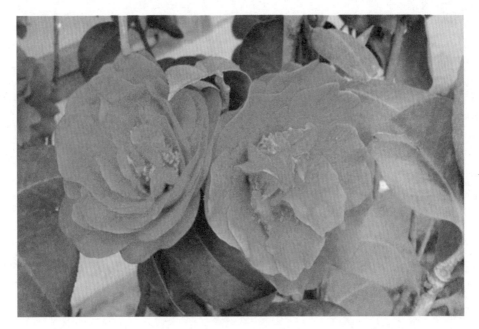

拍摄于丹江的茶花

态度是一件奇妙的东西，它会产生神奇的力量。

你用什么态度去面对你的人生，你就会有什么样的人生。

生命之成长

美国的哈佛大学有一项实验，证实了"态度"的魔力。

若干年前，罗伯特博士在哈佛大学主持了一项为期六周的"老鼠通过迷阵吃奶酪"的实验，其对象是三组学生与三组老鼠。

他对第一组学生说："你们太幸运了，因为你们将跟一群天才老鼠在一起。这群聪明的老鼠将迅速通过迷阵抵达终点，然后吃许多奶酪，所以你们必须多准备些奶酪放在终站。"

他对第二组学生说："你们将跟一群普通的老鼠在一起。这群平庸的老鼠最后还是会通过迷阵抵达终点，然后吃一些奶酪。因为它们智能平平，所以期望不要太高。"

他对第三组学生说："很抱歉，你们将跟一群笨老鼠在一起。这群笨老鼠的表现会很差，不太可能通过迷阵到达终点，因此你们根本不用准备奶酪。"

六个星期之后，实验结果出来了。天才老鼠迅速通过迷阵，很快就抵达终点；普通老鼠也能到达终点，不过速度很慢；至于愚笨的老鼠，只有一只通过迷阵抵达终点。

有趣的是，其实根本没有什么天才老鼠与笨老鼠，它们全都是同一窝的普通老鼠。

这些老鼠的表现之所以天壤之别，完全是因为参与实验的学生受了罗伯特博士的影响，对老鼠的态度不同所产生的结果。学生们当然不懂老鼠的语言，然而老鼠知道学生对它们的态度。

2015年3月31日下午5点左右，我在湖北省十堰市的谷体东老师、崔萍老师、张磊老师一行人的陪同下来到武当山的五龙宫（如图13.1所示），进行为期一个月的个人静心体验。

我被安排住在一间有几百年历史的明朝建筑的房子里，它是土木结构，窗户是用一块尿素布封上的。房间里阴冷潮湿，没有暖气和取暖设备，房梁上还有老鼠们肆无忌惮地穿梭。晚上起夜，也没有照明。洗漱都是用五龙井的水，生活条件很艰苦。交通不便利，也没有网络，基本上是原生态的生存环境。既然这么多不便利，条件还艰苦，为什么我还能住下去？

态度决定一个人的成败！当我决定要留下来体验生活的时候，就打定主意，不管这里如何艰苦，我都要待够一个月：一是磨炼我的刚毅和持久性；二是让自己彻底静下心，觉察反思自己；三是好好向道长师兄们学习道家文化，更好地充实自己。

五龙宫带着历史沧桑的痕迹，被青山绿树环绕，像被佛拥抱在怀中。袅袅炊烟和薄雾在空中弥漫，散发着天然、淳朴的气息，如同在仙境一般，会让整个人完全放松下来。

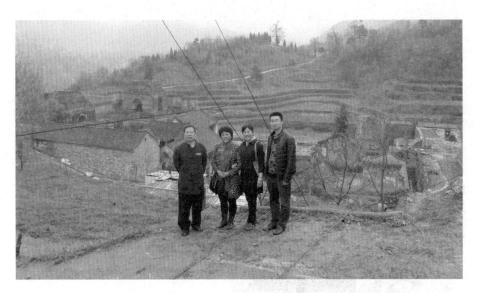

图13.1 谷体东、赵玉萍（左二）、崔萍、张磊 摄于五龙宫

五龙宫群峰环绕作为屏障，宫内五井水体共相连（如图13.2所示），一井取水，众井动声波。五龙宫处于中低山区，狭长的东河由南而北穿越，层峦叠嶂，涧谷幽深，河水潺潺，松衫茂密，藤萝缠绕，珍禽出没，猕猴嬉戏，景色秀丽。

生命之成长

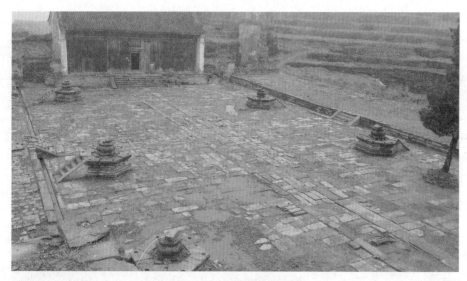

图13.2　五龙宫的五龙井

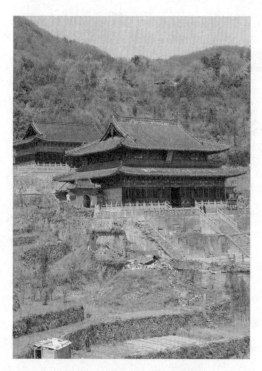

图13.3　五龙宫的大殿和父母殿

五龙宫有主殿真武大殿、父母殿（如图13.3所示）、龙虎殿、五龙井、天池（如图13.4所示）、地池（如图13.5所示），以及日月池等。每天我们吃着道家纯绿色斋菜，过着事事亲力亲为的生活，我觉得很踏实，吃得香，睡得香，气色红润，心情愉悦。

这些年，我遍访高僧大德，游历名山大川，拜师学艺，花去不少费用，自己也有了很大的进步和提升。来到五龙宫短短10多天，我就感觉自己对内在有了更深的了解，对于生活的内涵和人生的意义领悟

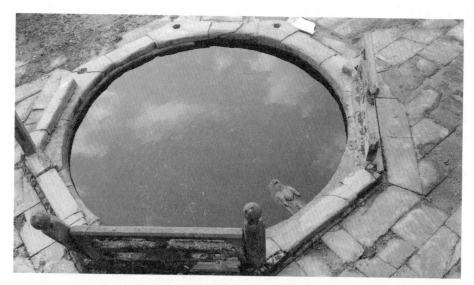

图13.4　五龙宫的天池

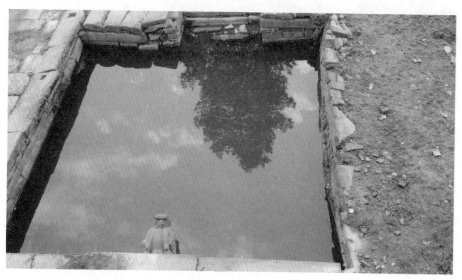

图13.5　五龙宫的地池

到了不同以往的境界。

　　我从没有这样认真地问自己，"我到底要的是什么？"是内心的安宁，还是为满足物欲、贪欲让自己心安？

生命之成长

在五龙官近一个月的时间里我多次同汪玄妙道长，以及赵五爷、李师傅、张师兄等人探讨与分享道家文化，和《道德经》的学习体会，特别受益于汪道长渊博的学识和智慧，他的谦卑、清静无为的风格深深感染和激励着我。

我在博大精深的《道德经》里找到了答案：

"是以圣人处无为之事，行不言之教，万物作焉而不辞，生而不有，为而不恃，功成而不居；夫惟弗居，是以不去。"

这么多年来，其实我自己的内心从未安宁过，都是在躁动中度过，没有真正的快乐和富足过。至此，我才彻底被折服，决定从心性上不断历练自己，能量丰足了，才可能成为真正的传道授业解惑者。只有潜心用功，真正放下贪、嗔、痴，让内心安宁、清净无为，智慧就会具足。

在五龙官天地人合一的境界里，我的创作灵感也不断涌现，而且以往所放不下的情结在这里通过一些实践逐渐开悟。

每天早晚课我都与道士们在龙虎殿颂唱《道德经》，然后到真武大殿朝拜，再去父母殿祭拜，最后与天池、地池的鱼儿们对话。我常常与大自然、与潜意识、与自己进行对话，每当这时就有神奇的心象出现。

来到五龙官的第7天早上，我在与五龙官天池里的鱼对话"祈祷沙盘帝国为100万家庭的幸福和谐服务的心愿能够实现"时，一只红色的金鱼突然高高地跳出水面，然后落入池内。我相信万事万物的出现绝非偶然，它一定与我有个呼应，这寓意着"鲤鱼越龙门，象征沙盘帝国的事业一定能够成功"的心象。

每天下午吃过晚饭，我都会在五龙官山间石阶上散步，享受大自然和五龙官神灵护佑的这份宁静和安全。来到五龙官的第10天，晚饭后，当我行走在山间石阶上，拿着手机录音分享自己当下的感悟"我就是这里的一片树叶、一滴水、一抔土、一只鸟、一棵树"时，突然从林中走出一只美丽无比的七彩鸟，还回头看看我，当我回过神来准备拍照时，它早已无影无踪。我把它誉为"神鸟"，它让我看到自己，我内心充满无比的喜悦和感恩，感恩美妙的显现，感恩我与自己在一起时的快乐。

多维沙盘

之前参加培训的十堰"武当沙"的同学们听说我住在五龙宫闭关静心，纷纷要求上山看望我，并希望在五龙宫进行多维沙盘的体验。在付雪琴校长和崔萍老师的引领下，我同20多个学员在五龙宫的父母殿（经道长恩准）进行了别具一格的多维沙盘的体验。

设定体验的主题——用什么样的态度面对你的人生！

这是一次在团体中分享自己人生态度的沙盘游戏。大家在一路上捡拾了许多道具，所以呈现的心象丰富多彩。大家都说这是一次难得的人生体验。

因考虑到部分内容会涉及个人隐私，所以这里只呈现各组的团体沙盘心象和部分记录，不做详细解读。

我们在道长的引领下，在父母殿共同叩拜了祖先，然后围坐在几块长条木上进行冥想，与祖先、父母、亲人进行时空的连接，传递出"感恩和爱"的信息波，再把这份爱的能量传递给父母殿的所有人，祝福每个人平安、幸福！

活动分成4个组，每个组安排一名记录员。时间50分钟。

第1组：命题《做自己！》，如图13.6所示。

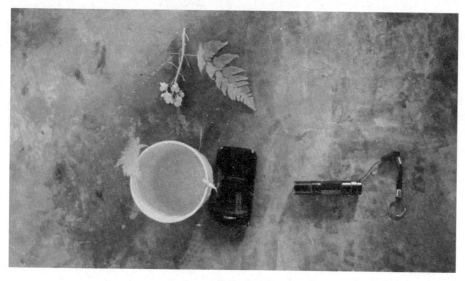

图13.6

生命之成长

小组记录：

学员1：手电筒代表我自己，我觉得自己就是那个照明器，只有自己是发光体，你才能去照亮别人。

学员2：我是那个手机，保持信息和沟通的畅通。

学员3：我是装水的桶，自己肚子里有一桶水才能给别人倒一杯水。谦虚谨慎，是我人生的态度。

学员4：我愿做一棵小草，小草的生命力旺盛，平和，不与人争斗。

分享：保持自己的风格，不与他人攀比。接受自己，就是自己的理念。

第2组：命题《接纳》，如图13.7所示。

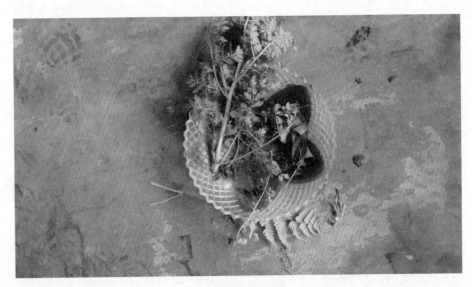

图13.7

学员1：我是那个装供果的盘子，我接受所有我能承载的人、事、物。

学员2：我是那块白色的石头，代表我的坚强，同时也心甘情愿地做一块铺路石。

学员3：我是那棵紫色的花，我喜欢紫色，虽然艳丽，但不招摇。

学员4：我是那棵最大的绿草，象征着一棵树，虽叫不上来名字，但也可以为我爱的人遮风挡雨。

分享：我们的父母能够接纳作为儿女的我们的一切，我们现在也是人之父母，也应该无条件地接纳我们的孩子和家人，包括同事和朋友。

第3组：命题《简单就是生活》，如图13.8所示。

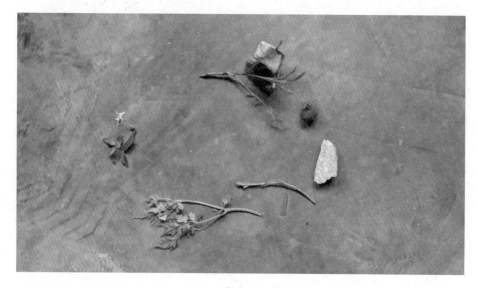

图13.8

学员1：我是这块普普通通的白石头，做着普普通通的我该做的事情。

学员2：我是那绿叶，一直向上。

学员3：我是那红色的枫叶，经风霜更灿烂。

学员4：我是植物的根茎，果实的营养靠根基的输送。在我家，我就是专为家里人服务的。

分享：简简单单，平平淡淡，才是真。

第4组：命题《专注》，如图13.9所示。

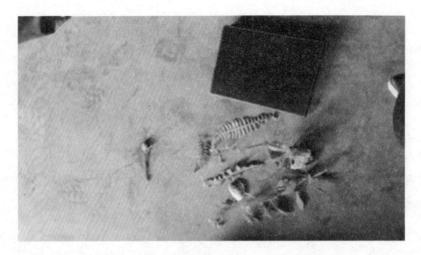

图13.9

学员1：我是这个笔记本，代表我爱学习，肯钻研的态度。

学员2：我是离他们远一点的那个土石块和树上的嫩芽儿。我希望自己是刚中带柔的父亲。

学员3：我是这两块石头，希望自己是学生们的垫脚石。

学员4：我是这些花花草草，专注于以最美丽的姿态为欣赏者绽放。

分享：做任何事，只有专注才能出成效，只有专注才能始终如一。

学员梁宇慧老师现场写下两首诗，表达同学们对于沙盘、对于生活、对于人生态度的写照！

（一）五龙宫中初体悟

踩着历史的方砖，

呼吸着清新的雨气，

仰望飞檐朱墙，

感悟道宗灵气。

心中溢满的是充盈的爱，

多维沙盘

胸间鼓荡的是流动的情，

满眼家人的笑脸，

追逐导师的足迹。

五龙宫外，

眼目清明，

父母殿内，

连接始灵。

放下心中的牵绊，

感恩，

自然神明。

（二）学后体会

抚动心的流沙，

探寻冰山下的自己。

真武帝前无为境地，

放下、放下，再提升自己！

父母殿中连接父母，

理解、释怀、宁静欣喜！

群山环抱的五龙宫中，

玄天道法与多维沙盘尝试沟通，

古老传统与现代文明初次撞击。

巨石脚下挺乔木，

沧桑枯枝吐新绿，

日月池中跃金鱼，

蜿蜒路畔踱锦鸡。

点点生命启迪，

处处意象明晰。

生命道道相传，

无为息息呼应。

闭上眼，

深呼吸，

看见我，

理解你，

心，

勃发生机。

多维沙盘名言集锦

转一念，世界就不一样

有一头驴，掉到了一口很深很深的废弃的井里。主人权衡了一下，认为救它上来不划算，就走了，只留下孤零零的小毛驴自己。每天，还有人往井里面倒垃圾，驴很生气，"自己真倒霉，掉到了井里，主人也不要我了，就连死也不让我死得舒服点，每天还有那么多垃圾扔下来。"

可是有一天，它的思维发生了改变，它决定改变自己的思想态度。它每天都把垃圾踩到脚下，而不是被垃圾所淹没，并从垃圾中找些残羹来维持自己的体能，终于有一天，垃圾成为它的垫脚石，使它重新回到了地面上。

不要抱怨你的不如意，不要抱怨你的男人穷、你的女人坏，不要抱怨你没有一个好爸爸，不要抱怨你的工作差、工资少，不要抱怨你空怀一身绝技没人赏识，现实有太多的不如意，就算生活给你的是垃圾，你同样能把垃圾踩在脚底下，登上世界之巅。这个世界只在乎你是否到达了一定的高度，而不在乎你是踩在巨人的肩膀上去的，还是踩在垃圾上去的。而事实上，踩在垃圾上去的人更值得尊重。

年轻，没有失败！看人生豪迈，不过从头再来。

多维沙盘

人生不过如此，又有什么值得你去伤悲的事？你就当它是踩在脚下的垃圾好了，让它成为你人生成功的垫脚石。

其实，你每天遇到的那些困难和挫折就是帮你日后成才的垫在脚下的垃圾和石头，所以少年多受一些挫折和磨难是很有必要的，它将来会是你的宝贵财富。

能量转化训练

心态的调整

阳光心态主要是从培养对待问题的态度和情绪管理能力方面论述。

当一个人经常处于情绪低落和负面状态时，他看问题的角度多数采取指责、批评、回避，或自责、内疚、恨铁不成钢等态度。

我们可以从以下几方面进行态度的培养和心态的调整。

◇接受教育的程度直接影响本人是否能够正确地对待问题。

◇个人的经验阅历是个人阳光心态的润滑剂，世事通达，方能心态阳光。

◇个人与他人的交往中，保持阳光心态的条件，严格要求自己，宽以待人，不要对他人或外界抱有太高的期望。

◇阳光心态是以积极进取为基础，如果失去了这点，就失去了阳光心态的出发点和立足点。

◇阳光心态并不代表一团和气，最佳的心态是在竞争中保持心境平和。

◇知足、感恩、达观、积极，是阳光心态的最佳状态。

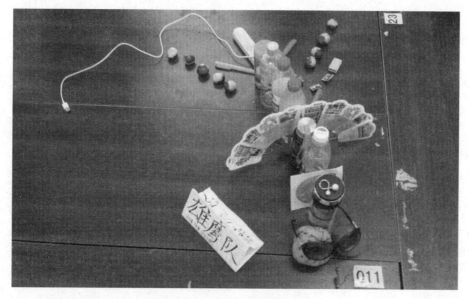

拍摄于北京心博会现场《雄鹰展翅》

一个字：干。

二个字：主动。

三个字：让我来。

四个字：积极思考。

五个字：责任是我的。

六个字：有谁需要帮助。

七个字：目标一定会实现。

八个字：一切的工作为了爱。

九个字：我要成为多给予的人。

十个字：只有结果才能证明实力。

2014年9月，在南京爱生命家庭关怀中心许勇老师的盛情邀请下，我同曹老师去做了3天多维沙盘的工作坊。因那时气候宜人，我们选择了去户外与大自然做连接，上课前要求同学们从家里或者路上挑选一些可以代表自己心象的物件带到课堂上。

上午10点左右，我们来到培训教室外面的一块空地（如图14.1所示），这里有散发着清香的桂花树，爬满墙壁的爬山虎，修剪整齐的绿植，青石板铺设的地面，设计古朴的墙裙与紫红色的窗框结合显得很雅致。

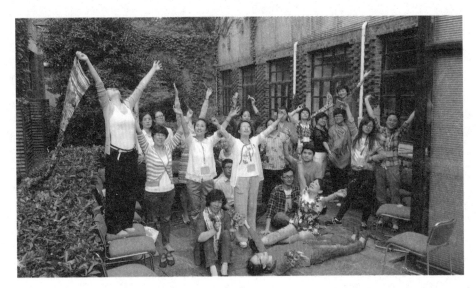

图14.1

生命之成长

21个学员先进行户外热身，用按摩操的方式与前后的同学进行友好的互动。接着，大家围坐着一起就前一天的案例体验对自我进行觉察，拉回来看自己以往没有关注的部分。

大约半小时后，10：30，团体多维沙盘正式开始。

首先，每个人在这个有限的空间里，去展示无限的你自己的现状。你可以随心所欲，站着、坐着、躺着、走着，都不受限制，只要你能够在这里充分表达自己即可，可以用大家事先准备好的物件来代表自己想表达的意义。

重点强调：突显你当下的状态（姿态、表情、言语），然后定格，拍照。

很快，大家像是商量过似的，各就各位了，时间不到20分钟，一个团体的心象就这样诞生了。

同学们非常兴奋，争先恐后发言，表达自己的感受。

学员1：我从家里带来一个小瓶，小瓶集天地精华在里面。我自己觉得有很向上的能量，把这种能量放到体内再回去。

我：把动作表演一下，吸收能量的，然后再打开，体会感觉，觉得怎么样？

学员1：觉得心是打开的，心是向上的，有很多的正向的东西往心里走。天也不像井底之蛙的那个天，房屋也不是那么高，外面的天也能看得见，很远，很开阔。

我：所以你刚才那个感受是怎么样的？

学员1：刚才我又看了一下，感觉有云在飘，感觉更好。

我：OK，我想跟你们说，不是让你单纯去表达，你真的能感受到你表演的那个能量就在你的身上。

学员2：我的感觉就像在云层上飞翔。我是在云层之上，我比天还要高的感觉，舒畅自由的那种感觉，云在动，实际上是我在动，我在云层上飞啊飞，是一种力量把我托起来的那种。

我：你现在不要说话，进入那个状态，去感受那个能量，一直到充满你，然

多维沙盘

后再坐起来。每一个同学做完叙述之后，再给自己一分钟去感受被能量充满，被滋养，一直到OK为止。

学员2：好了，觉得很满足。

我：觉得满足就可以了。

曹老师：我很好奇，想问你一个问题，你是很特别的，是什么让你不顾一切地躺在这里。

学员2：是那种非常想自由的力量。

曹老师：那时候有没有想过衣服和地面接触之后会被弄脏？

学员2：没有，我就是想追求自由。实际上我也想过自己的形象，想过姿势可能不是很雅观，衣服也会被弄脏，但是一想到自由，我觉得这种不雅也可以不管。与众不同！

学员3：我刚才想的是欣欣向荣，就是有大地承托的力量，然后大地的力量从我脚底往上涌，感觉跟天空有了连接。我右手拿的是一根开了花的桂花树枝，左手拿的是一颗果实，我觉得我自由了，承接天地的力量就会鲜花满满、果实累累。

曹老师：很特别的是，你的脚跟是提起来的。

学员3：向上，向上，总是要向上。

曹老师：OK，自己再感觉一下这个能量，然后一直到你觉得OK再回到你的位子。

学员3：好舒展哪，好自由哇，力量都来吧。

我：鼓掌！掌声也是一种能量，一种支持。

学员4：我没有躺下去，当时是想站着的，可是觉得挺累的，身体有一些抖动，但是后来我的头脑告诉我"要接地气，要接收宇宙的能量，一定要落地，一定要跟大地接着"，当时的状态就是我想像火箭一样飞上去。

我：好，现在你就感受一下像火箭飞上去的感觉，和大地接地气的感觉。找到那种感觉，并享受在那种感觉中。

学员4：自在，确实就像看见了整个宇宙，还有人类，其实这种感觉是痛并快乐着的。

我：继续舞起来。

学员5：没有风……风真的来了，有没有风的感觉差别还是蛮大的。手尽量伸直，看着天，希望跟天能有更多的连接。站得高一点，离得更近一点，凳子在地上，也能跟大地连接。风一来，就有特别自由的感觉，所有的能量，前面说的敞开、接纳，还有家人，因为我们大家都是家人一样的感觉，家人的支持，这种力量都可以吸进来，包括花香也进入到体内，这些感觉都挺好！在这里谢谢老师。

我：要风就来风，千万不要唤雨哦。

学员6：我是两个拳头紧握。

我：继续保持这个动作。

学员6：我是想保持一种坚定，后来风来了，我觉得心情非常舒畅，内心非常坚定，然后也觉得意志比以前更坚定了，谢谢。

学员7：我带来了两个物件，这手是鲜花，这手拿的是果实。在过去的日子里面，我总是紧绷着弦，无论是工作，还是生活，但我今天呈现放松的状态，两样东西都很和谐，我的心情也很放松。

我：你要坚定地相信。

学员7：我坚定地相信一切都会好起来，能量就在我的身上。

我：太棒了。

学员8：我双手触碰地面，接收大地的能量。微风拂过，有一种安定的感觉。

我：我们都跟你一起定在这里了。

学员9：这样给我很有生命力的感觉，觉得很自由，有自己想要的能量在这里沉下来，桂花代表我希望的甜蜜吧，就这样。

我：感受到那份甜蜜了呀，觉得享受够了，就可以收回。

学员9：好了。

学员10：我当时看到那边的罐子时，就被吸引了，然后挑选了这个。正好这匹马有草吃了，我要飞到大西北的草原上自由奔驰，我想到的词就是天高地广、有

多维沙盘

爱，瞬间我心中就呈现了这几句话，"我自由地飞向那片草原，激情的时候在草原上飘逸地、自由地奔驰，悠闲的时候就陶醉于大自然的青草芬芳，仰天与飞翔的雄鹰对歌，与水里的小鱼闲聊交谈，内心里非常热烈又非常单纯，就是怀着赤子之心在面对这个大自然，天和地，草原和所有的动物、植物，就觉得生命非常美好，特别的自由舒畅"。我这几天非常强烈地感觉到那种场的存在，昨天早上我扮演某同学的妈妈，我就觉得我是他的妈妈，就想给他爱，今天早上，他做沙盘弄桂花的时候，说感觉到母亲的爱，那个桂花就是我带来的，太神奇了。

我：吸引力法则。

学员11：我做了这样一个造型。

我：有点像拉丁舞演员。

学员11：我站在这里用了一个感觉特别舒服而且漂亮的姿势。我的感觉是，今天我们在蓝天白云下，丹桂飘香中，明天可能是阴云密布，一片昏暗，但如果内心是轻松漂亮的，今天和明天也没有什么不一样，所以，我就想以一个好看的姿势面对每一天。

学员12：我想的是连接，所以摆了这个姿势，还特意把鞋子脱了，是想和大地连接，和宇宙连接。我手上拿的是美丽的桂花和一个成熟的果实，我希望跟父母、跟孩子、跟家人连接，有更多的力量汇集到我的身上。

我：跟上，能量别断掉。

学员13：这个橘子就是天地的一个结合物。天人合一嘛，打开、放开的姿势，这样我的心就自由飞翔了。

学员14：我在那个角落，现在我到这个角落。我今天穿着红衣服，戴着红围巾，我的名字每一个字都和"红"有关，我感谢父母给我的名字注满了红色的力量。这两天在学习班，我感受到两位老师火热的爱心，老师们内心充满的能量，我接收到了，我要把这份能量在这个场里来连接，我要站起来，因为太阳在上面，光在上面。我要站起来，向着光、太阳，拥有这种光、这种温暖，我们的生命中这种能量就可以流动。我是一位妈妈的女儿，也是一位儿子的妈妈，有的时候我们会把对母亲的一些说不清的东西投射到孩子身上，我们要请妈妈原谅，也要请孩子们原谅。我们的孩子其实一直没有怨恨过妈妈，所以我们回到生活当中带着这样一份能量，跟我们的母亲，跟我们的孩子，用一种流动的爱和他们沟通联系，然后一切的痛都是意味着新的生命，带来新的惊喜。在我们生命中已经过往的人，他留下的记忆不是让我们痛苦回忆，在我们当下，身边的生命，每时每刻都有惊喜给我们，但是我们要接住这份惊喜，如果接不住的话，你就会一直沉浸在过往的美好当中了，那不是过往的那个人真正想要留给你的东西。把它放下吧，我也有很多这样的记忆，我把它送走了，我感谢曹老师、赵老师在今天又给我一个机会，我们的小组此时此刻充满着美好和感动。感谢导师！

学员15：我刚才站在这非常随意，感受到了陶醉的力量，现在还陶醉在温柔的一种爱的海洋里，非常的痴迷和陶醉。

学员16：我刚才手上拿着一片叶子。

我：你的动作想表达什么？

学员16：是力量吧，要表达力量。这片叶子不大，但肯定能长大嘛，这个只是时间的问题，其他一切都不是问题。这个姿势是因为我怕挡着后边，所以就稍微蹲低了一点。平时我基本上都是缩后面的。从家里带来一个微世界，以前感觉自己是缩在一个壳子里，但今天感觉它不是一个壳，它就是一个世界，我要用心来感受世界给我的力量。谢谢。

学员17：我弄的途中被他（学员16）拍下来了，是什么意思？

曹老师：那你现在想表达什么？

学员17：他不让我坐在这儿。

曹老师：他不让你坐的感觉是什么？你坐在那里的感受是什么？

学员17：特别悠闲，沉浸在自己的世界里。

曹老师：所以，在生活中，你是不是喜欢待在一个角落？

学员17：可能。

（大家七嘴八舌的补充、解释）

多维沙盘

曹老师：后来是你妈妈叫你出来的，是不是？

学员17：嗯。

曹老师：当你妈妈叫你的时候，你的感受是什么？你是想动还是不想动？

学员17：没有想，也没有特别不想。

曹老师：那就是平时她叫你做什么事情，你就是顺便跟随了。你真正的意思是什么？

学员17：可能是当她要我干什么事情的时候，我会看看是不是可以顺便把我的事情也干了。不是顺便跟随，应该是跟随顺便。

曹老师：家里的模式是不是会经常引导你？

学员17：是的。

曹老师：那你的感觉是什么？

学员17：我做自己的事情时顺便把妈妈想要我做的事也做了。

曹老师：这种顺便的事如何理解？

学员17：有的时候两件事情不能一起干。

曹老师：当两件事情不能一起干的时候，你心里是怎么想的？

学员17：特别纠结。

曹老师：纠结什么？

学员17：到底干哪一件比较好。

曹老师：嗯，不能顺便的时候就会纠结。（曹老师让她换一个位置，找一个替身坐在角落）你来看看全场，你有什么感受？

学员17：就那个角落最悠闲了。

曹老师：除了悠闲，还看到什么？

学员17：看不到。

曹老师：看不到？

学员17：对。

曹老师：所以你不愿意被别人看到。从整场看起来，看得到吗？

学员17：完全看不到。

曹老师：完全看不到给你的感受是什么？或者让你联想到什么？你可以在四周角落看一看，这就是你的沙盘，你所待的位置，你的状态。（提醒替身注意姿势，不可以乱动东西）你可以让她按你的姿势做。

学员17：是这样吗？

曹老师：你想怎么样就怎么做，整场看看，看到那个状态。

学员17：好像不在现场。

曹老师：不在现场带给你什么感受？跟你的生活有什么连接？

学员17：自由一点吧。

曹老师：自由。

学员17：现在还可以往前移一点。

曹老师：想退回去的时候就可以退回去，是吗？

学员17：嗯。

曹老师：所以在生活中，你坐在那里的感受是……？

学员17：很舒服。

替身：很难受，很憋屈，而且是那个姿势。

曹老师：那个姿势带给你的感觉是？

替身：很懒散。

学员17：这叫慵懒。

曹老师：当你扮演那个姿势的时候，你有什么感受涌起？

替身：不喜欢那样。

曹老师：你坐在那里不在现场，在某一个层面上，你可以前进也可以后退，主控权真的在你手上吗？你不用回应，留给自己思考。第二个，坐在后面，感觉有点懒散，你并不是很喜欢，所以你躲在一个角落里，没有跟群体在一起，你内在有没有与替身类似的感受。你自己想，也不用回应。第三个，我想问问你，听起来，在生活中你妈妈经常操控你，让你做这个，做那个？

学员17：好像是吧。

曹老师：是就是。

学员17：她会提建议。

曹老师：她会提建议，你通常也会跟随，外在你的跟随是一个乖小孩，内在你觉得是什么？

学员17：有些叛逆。

曹老师：妈妈让你做什么时，你真正的感受是什么？想不想在这个地方告诉她，如果不想，我尊重你。

学员17：她是建议性的命令。

曹老师：对这建议性的命令，你的感受是什么？

学员17：还行。

曹老师：你希望妈妈以后对待你的时候她怎么做？你现在多大？

学员17：16岁。

曹老师：快接近成人了。想不想做一个独立的成人？还是想继续依赖，当一个小孩子。

学员17：想。

曹老师：想什么？

学员17：成人。

曹老师：想成为成人，可是妈妈一直在指导，你能成为一个成人吗？（等待）你真的想成为一个成人吗？还是想继续做一个小孩子？你确定是想踏上成人的旅程，还是想待在那个温暖的窝里面，这是你自己的决定哦。

学员17：不确定。

曹老师：想决定吗？

学员17：可能会逃。

曹老师：所以想继续逃吗？想不想为你的生命负责任。

学员17：想。

生命之成长

曹老师：确定？（学员17有点犹豫）如果确定，妈妈在那，你就告诉她从现在开始你希望她怎么做？

学员17：（面对着妈妈）我希望你继续给予建议性的指导。当我不按您的方式做时，您不要否定我，您还是要继续支持我。在我人生的路上继续以您的高度给我指导，自主权在我手里，但不能因为这样，您就不给我指导了。

学员17的妈妈：我刚才听到这话，感觉不太舒服，因为我从心里相信你在慢慢成长，会越来越好，有独立性。我希望我们两个是独立地在成长，可以相互学习。我不想再指导你，因为我觉得你能行，我希望你相信这一点。我也希望我能从你这学到东西，我们不要相互依赖，但可以相互关心。

曹老师：妈妈这样讲，你有什么感受？

学员17：我觉得她有点化学老师附体。

曹老师：化学老师附体是什么意思？我听不太懂。你是说她现在是变成教训了吗？

学员17：正经，又有点搞笑。

曹老师：你的意思是让她稍微放轻松点，是吗？

学员17：嗯。

曹老师：太严肃了你会感觉压力特别大，是不是？

学员17：嗯。

曹老师：（面对妈妈）你太严肃了，孩子还以为你要下命令呢。

学员17的妈妈：我不是要下命令，我就是表达我的意思，表达我坚定的决心。

曹老师：妈妈已经在调整中了。

学员17的妈妈：希望你能够接受。

曹老师：你觉得OK吗？

学员17：嗯。

曹老师：来，你们拥抱一下。

（大家不禁鼓起掌来）

学员18：我从中午到现在，一直在感受赵老师和曹老师的话。我的灵魂选择了

多维沙盘

在过去，就像刚才的学员一样，我经常不在当下，抽离，我喜欢旁观，特别喜欢，所以看他们的场景，就是我生活的再现，然后选这个就是向过去说"拜拜"。今天秋高气爽，我一直和天地有很神奇的结合，我特别相信这个力量，将近48年的每一件事都得到了印证，所以今天我跟过去说"拜拜"。感谢大家的支持，都蛮关心我的。

我：2014年9月21日下午4点22分，学员18说从此时此刻起跟过去说"拜拜"，OK，所以刚才的那个同学，你是要跟过去说"拜拜"吗？说出你的名字，让我们都来为你见证。

学员17：我叫×××，于2014年9月21日下午4点23分要跟过去说"拜拜"。

学员19：很幸运这两天与你们的相处。每年的8月20日到9月20日，我都是幸福的，因为我就喜欢这个气味，桂花香，在镇江的街道里都有桂花。开始的时候我不知道该怎么做，因为第一次来到这里，然后等那个阿姨站在上面时，我觉得，第一，支撑着她可以不倒，第二，我觉得站在她下面，很安全，然后我就站在那，谢谢大家。

学员20：我刚才在做这个动作的时候，也没什么样的觉察，后来我坐在那看照片时，发现我们就像一朵花，外边的花瓣很舒展，花心里有三个大老爷们，我就在想，女人的舒展也是需要男人做花心的。这两天做功课的时候，我就拿了一个石头，因为我想石头和沙子都是一样的，是大自然的精灵，经过千百年形成这样的形态，它的存在，它的状态，经历了很多很多，应该是一块有故事的石头，我也是一个有故事的人。虽然这块石头的棱角被磨去了很多，但它还是坚硬的、厚重的，也是能给人力量的，我就愿意做这样的石头。

学员21：我刚开始坐在这，就想坐着不动，因为我刚开始看到蓝天的时候，看到了白云，我就跟别人说，"我真想去摘一朵云下来"，但是没有这个能力，后来又感觉自己冲上了蓝天跟白云拥抱。但是看大家都站起来了，我也应下景，跟着站了起来。后来，我在想，在我的工作经历中，这种感觉是从来没有过的。后来我看到一个阿姨站在上面，19号学员也在那，我就自然地用手合上去了，跟他们在一起，因为这时候我不感到孤独。谢谢大家，我相信以后我们会有更多的连接。

生命之成长

总结：在短短的50分钟里，同学们分别从个人、家庭及团队建设中分享了自己的感受和成长。这次的《自由飞翔》相信已在每个人的心中种下了一颗爱的种子。让这颗爱的种子在每一个人的心中茁壮成长。

多维沙盘名言集锦

人在一起不叫团队，心在一起才是团队

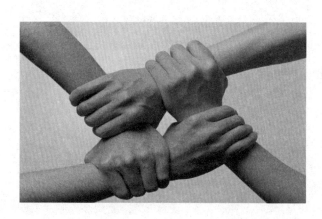

很多时候，人与人之间的关系都是相互的，互相扯皮、争斗，只能是两败俱伤，唯有互相配合，团队协作，方能共同繁荣！

一个团队必备的五个基本要素：沟通、信任、慎重、换位、快乐。

◇沟通。相互沟通是维系朋友、同事、上下级之间的一个关键要素。有什么话不要憋在肚子里，多交流，也让对方多了解自己，这样可以避免许多无谓的误会和矛盾。

◇信任。朋友、同事、上下级之间要相互信任，很多原本幸福、团结的团队就毁于怀疑和猜忌。所以，对同事、员工要保持信任，不要让猜疑毁了团队。

◇慎重。遇到事情要冷静对待，尤其是遇到问题和矛盾时，要保持理智，不可冲动，冲动不仅不能解决问题，反而会使问题变得更糟，最后受损的还是整个团队。

◇换位。有时候，己之所欲，也勿施于人。凡事不要把自己的想法强加给同事、朋友，遇到问题的时候多进行一下换位思考，站在对方的角度上想一想，这样，你会更好地理解对方。

◇快乐。只有用好的原料才能做出好的蛋糕，同样，只有用快乐的心情才能

构建起幸福的团队。所以，进门之前，请把在门外的烦恼通通抛掉，带一张笑脸进来。如果所有的团队成员都能这样做，那么这个团队一定是最幸福的。

能量转化训练

1. 想出一个你现在有的特殊目的，写在此处。

2. 闭上眼睛，想到对那目的的最高的完成——包括对你及全人类而言的一个象征符号。把你的象征符号画出来或描写在这里。

3. 把那象征拿在手里，拉进你的心，问：这目的如何把更多的光带入我的生活？它如何带更多光进入别人的生活？它如何服务人类？

4. 今天或明天，你能采取怎样的一步，不论多小，向着这目的前进？

第十五章
再过二十年——过去、现在、未来的你

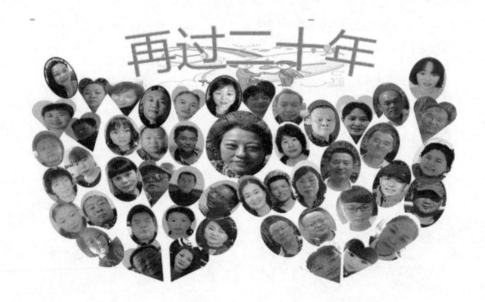

再过二十年我们来相会，让光阴见证让岁月体会，我们无愧于今生。

再过二十年我们来相会，让时代检阅让时光评说，你和我成就令人欣慰。

再过二十年我们来相会，祖国会更加美丽富饶，我们一同再把蓝图描绘。

相约再过二十年，我们依然携手来相会！

时光荏苒，转眼我已步入了暮年。2013年的春节，我回到家乡，与阔别20多年的学生们一起过年。大家相约再过二十年，我们还来相会！

1980—1993年，我在新疆石河子团场任教13年，在学校领导与同事们的栽培及本人的辛勤努力下，我连续担任过小学、初中和高中阶段的语文教学和班主任工作，长期的一线教学使我有很多机会了解和走进学生们的内心世界，并与他们建立了深厚的感情。

自1984年第一届初中毕业班后，我连任3届初三毕业班，6届职业高中毕业班班主任和语文教学工作。那时我是有名的"厉害"老师，校内一些所谓的"坏孩子"——学校管不了的学生都被安排在我的班内。教中学的时候我27岁，学生们大点的年龄也在18岁左右，说起来真的很奇怪，不知道是心理暗示作用，还是我教学磁场对他们有催眠作用，那些"特殊生"到我班里后，发现我并没有"特殊优待"他们；相反，我还与他们交朋友，和他们一起玩，并在适当的时候给他们实施"保护"。这些"特殊生"非但不难为我，不在班里兴风作浪，反而主动帮助我管理班级纪律。由此班风一直很好，每年都被评为"优秀班集体"。

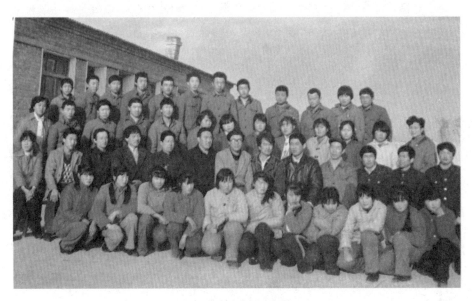

1984年初中毕业班合影

生命之成长

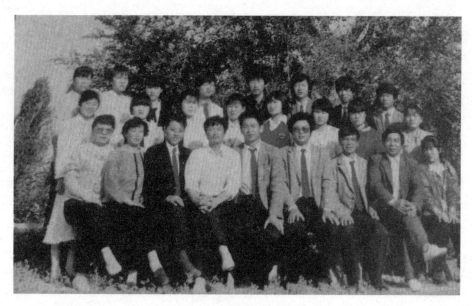

1990年职业高中毕业照

    我出生在新疆建设兵团，俗话说"一方水土养一方人"，家乡的人都是那么的淳朴、善良、友爱。自王震将军1949年率部队挺进新疆、解放新疆到建设新疆几十年来，父辈们开荒种地，流血流汗，住的是地窝子，用的是坎土曼，吃的是窝头就雪，有一句民谣"天当房，地当床，野菜野果当干粮"形象地描绘了兵团儿女们为保卫国土，建设家园，甘洒热血写春秋的英雄气概。今天，在几代兵团人的共同努力下，几乎家家有轿车，人人住高楼大厦，与过去简直有天壤之别，这都取决于热爱农场、热爱家乡的人们的辛勤付出和努力。我为我是兵团人而骄傲，更为我曾经是兵团的一名"园丁"而自豪。

    伴随着社会的发展，伴随着每个人能量的转换，过去的新疆一穷二白，现在已发展成为一派欣欣向荣、富饶美丽的新疆，这种翻天覆地的变化来自天、地、人的高能量的融合。离开家乡这20多年来，虽然各方面都发生了巨大的变化，但唯一不变的是我与家乡的亲人、同事、同学、朋友和学生们的情感越来越浓厚，越来越醇香。

多维沙盘

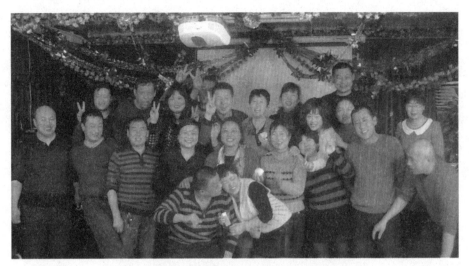

2013年的20年后师生欢聚的合影　拍摄于132团

　　这些20年前的学生和20年后的他们，已今非昔比，让我们共同感动的是，他们没有忘记我这个老师，我也没有忘记他们，我还能一一叫出他们的大名。大家激动地拥抱在一起，让热泪尽情地流淌，一起开心地回忆当年发生的那些糗事和有趣的故事。

　　记得，我曾教过的一个职高男生，因为"坏得出名"被安排在我班里接受教育。那年五四运动会，学校组织班级大合唱比赛，要求每人身穿蓝黑色衣裤，戴白手套参加比赛。临比赛前，那个男生跑到后台排队等候的另一个班抢了一副白手套给我班一个女生。虽然当时比赛我班评上了优秀，但那个被抢白手套的班主任找到教务处汇报了此事。那时候大多数学生的家境贫穷，为了参加演出，是凑钱买的白手套，可想而知，这件事情不算小事件，我们班的优秀也就被取消了，我不分青红皂白地停了那个男生三天课。事后我才知道，那个女生因为家里穷，实在是买不起白手套，这个男生是为了班集体的荣誉才出此下策。而那时的我年轻气盛，不愿意低头，一直没向那个男生道歉。

　　2013年，我们相聚在一起的时候，我看见那个男生一改过去的"流里流气"（我们家乡对坏孩子特征的描述）的风格，俨然一副企业家的风范，同学们告诉

生命之成长

我，他现在是"土豪"，是大经理了。我向他表示了歉意，20年前因为我粗鲁的教学，可能伤害了他。可他却大度地说："没事，老师，我还得感谢您呢，您那次的严厉让我真正懂得什么是集体荣誉。我现在经常对员工说，不能因为保全自己的荣誉，而去损害别人的利益。"

当年曾经在观念上封闭、陈旧、"OUT"的他们，现有些已在国内及国外展示出他们的自信和成功；有些"特殊生"在兵团已是响当当的农民企业家、"土豪"；上学时还羞羞答答的女生，有的已成为兵团教书育人的"园丁"；那个曾被我停了三天课的"坏孩子"现已成为当地企业家，管理着几百人的团队。现在无论是从他们的言行举止，还是生存环境，都透着幸福和快乐，以及自信和爱的能量。

这件事让我明白"什么才是教育"，当我们用一件事情去惩罚一个人的时候，那不是真正的教育，而是对于其心灵的伤害。从这点来讲，无论是作为一名教师还是家长，都要去思考：我们教给孩子的是什么？我们真正培育他们的又是什么？有时候我们可能会高高在上，凌驾于学生和孩子们之上，认为我们是老师、是家长，就应该比他们高大，其实我们跟学生和孩子们一样，同样需要成长和滋养，需要内心的强大，需要自我觉察和改变。

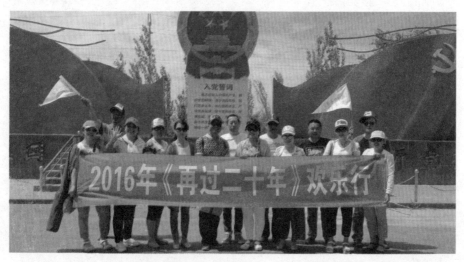

2016年"再过二十年"欢乐行　拍摄于石河子150团驼铃梦坡

多维沙盘

几十年的自我学习和成长，使我深深认识到——什么是真正的教育。那就是用尊重、理解、宽容和爱来教育我们的学生和孩子们。

借此机会，我对我亲爱的同学们说一声："对不起，请原谅，谢谢你们，我爱你们！"

我在天下第一城写这本书的时候，通常在早晨6点做户外活动。当我边走边将冒出来的灵感"让我们的内在无限丰富，充满正能量，让爱回归"录下来的时候，耳边响起喜鹊们（在我们老家的观念中，喜鹊在头上叫就是有好事发生）吱吱喳喳的叫声，它们在我的前后左右欢快地雀跃，好像在说"是的，你是丰富的，有能量的，充满爱的"。这就是外在没有别人，都是对我们的呼应——你有什么样的心态，什么样的感受，外在就会呼应你，并传递信息。

班级的名字原来叫初中一年2班，显得干瘪无力，现在寓意深刻了，改叫《难忘的班级》——加入了爱的能量，再升华到《再过20年》的气壮豪迈。我想，我们过二十年再相聚时，我已经是70多岁的老人了，但是我相信会有这么一天！我们还会手拉着手，一起分享和感受曾经洒下的血汗和泪水，一起感恩养育我们的土地——家乡。

《再过二十年》这个主题的分享，是为了让亲爱的同学们体悟人生的无常，领悟什么才是对我们最重要的——不完全是金钱的累积，而是我们内在财富的丰盛和富足，是我们内在具足无限的能量、无限的智慧和无限的爱。

虽然我们的篇幅有限，照片也有限，仅仅用这些来呈现和表达我们的情感、我们的连接是远远不够的，但我们要把这份美好、这份祝愿、这份感恩留存在我们的记忆中，也留给下一代，让他们能够懂得和珍惜父辈曾经经历的生命历程。未来，我们的后代也一定会以我们为榜样，扎根农场，继续努力奋斗，完成兵团人建设农场的光荣使命。这就是社会发展的必然趋势，是过去、现在和未来的我们的真实写照。

让我们在内心种下善和爱的种子，以我们自己榜样的力量去影响下一代。让他们学会感恩社会、感恩父母、感恩养育我们的这块土地！

生命之成长

生命是需要孕育和成长的！在孕育的过程中，我们给予生命的种子呵护、宽容和爱；在生命的成长中，不要畏惧失败和挫折，而是鼓励他们去面对和迎接这份挑战。当生命的孕育和成长丰满富足的时候，我们才能真正领悟到生命的真理是什么，并让我们的内在充满无限的丰富和正能量，让爱回归。

我想什么，什么就会变为现实！你想要富足，你就是富足的；你想要快乐，你的生活就充满了快乐；你想要幸福，你的生活就是幸福的；想要身体健康，你的身体就会非常强壮——这就是我们说的"潜意识的吸引力法则。"这也是我们在人生成长的道路上，在我们的生命中，不可缺少的能量。

我们要每天不断地说：

我的生命是健康快乐的，

我的生活是幸福富足的，

我的人生是美丽绚烂的，

我有无限的智慧、无限的能量和无限的爱！

我要为社会发光发热，

让我影响更多的人，

让我们为最棒的自己喝彩！

感谢我亲爱的同学们，

感谢你们在记忆中留有我的影子，

感谢有爱，让我们一直向前走。

让我们手拉手一同唱响明天的凯歌！

多维沙盘名言集锦

当你第一次自我暗示时，看上去好像不像真的。请记住，自我暗示就像在地里播了一颗种子，它不会明天就长成大树，我们需要耐心地等待它的成长。

多维沙盘

我知道自己的梦想有多么重要，它就是一粒种子，无论我有什么样的梦想，上天都会来帮助我、成就我。如果我是一粒小草的种子，天地就会帮助我成为一株小草；如果我是一粒鲜花的种子，天地就会帮助我开出一朵鲜花；如果我是一粒楠木的种子，天地就会帮助我成为参天大树。我要成为这世界上一粒最美丽的种子，让世界因我而美丽！

当不断自我暗示后，你将会随之释放一些不想要的东西，你的暗示将成为现实或者会为你打开新的思路，然后你会开始进入下一个对你有帮助的阶段。

"一切就是这样！"

"至高的力量就在你的手里，我把它给你。"

能量转化训练

明晰——活在更多光明中

1. 写下你感到模棱两可或困惑，而想对它有新的了解和明晰的事。

2. 闭上双眼，让一个代表这问题最高解答的象征出现，并将这个象征画下来或描写出来。

3. 想象你把这象征放在心上，要求明晰和了解：

（1）关于如何行动或思考，你接收到什么洞见？

（2）对这样的结果，你有什么样的信念？这些信念需要被改变成一个更高的观点吗？

（3）你有何选择？至少想出三个。

（4）现在你意图怎么做？

第十六章
高脚杯与曲别针——相信一切皆有可能

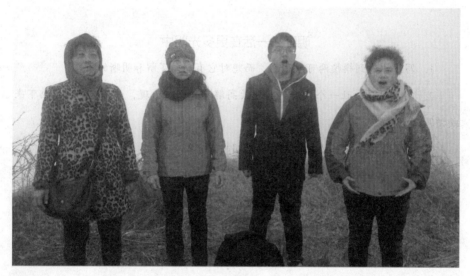

从左至右：赵玉萍、崔萍、张富新、付雪琴（王青拍摄）

　　湖北省十堰市武当山金顶与紫金城间，传说中玄天上帝炼丹、修炼的地方。其山路极其险峻曲折，我们置身在云雾之中，站在不足20平方米的圆台，海拔1560米处，静思冥想。

　　不可思议？你敢于创新吗？打破旧观念，迎接新的理念。

多维沙盘

你相信一切皆有可能，只要你敢想！

在西安的一次企业团训中，我给团队做了这样一个体验：在一个装满水的透明高脚杯里，在保证杯中水不溢出来的前提下，将金属曲别针一颗一颗地放入装满水的杯子里，请问这个高脚杯能够放入多少颗金属的白色曲别针？这个话题一下子让场上的气氛活跃起来。

团队成员商议：体验前每人交风险抵押金50元。在放置曲别针限定的范围内答对的成员，将收取答错的所有成员的风险抵押金。

一共38人，包括在场的3位工作人员在内，分成5个组别：

（1）认为一个曲别针都放不进的成员为一组，计5人。

（2）认为可以放入10个以上曲别针的成员为一组，计18人。

（3）认为可以放入50个以上曲别针的成员为一组，计10人。

（4）认为可以放入100个以上曲别针的成员为一组，计4人。

（5）认为可以放入200个以上曲别针的成员为一组，计1人。

（注：大概因为这只是一个体验，所以很多人的决定不完全等同于自己平时的意识形态。）

以下是团队成员在试验前、试验中、试验后的整个过程中心路历程的转化分享。

请两位成员上来做实验，用时40分钟，高脚杯内放入261颗曲别针后，水溢出（如图16.1所示）。

实验结束后，听到很多唏嘘声，有的在庆幸自己的选择，有的在低头沉思，更多的人是在讨论"装满水的高脚杯里为什么能放入这么多曲别针"。

我：各位企业家，现在我们就按照刚才你们刚才的决定，分为4个组，其中选择100颗和200颗的成员合为一组。我们讨论和分享这个话题：为什么你不能猜到这个杯子里能放入多少颗曲别针？是什么让你不能了解自己？请结合自己的个性特

生命之成长

_131

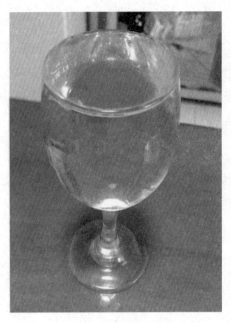
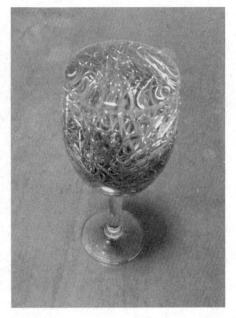

装曲别针之前   装曲别针之后

图16.1

点，以及事业发展等方面来谈。

半小时后，我参与到小组中，与学员互动。

学员1提问：我不知道它的密度是多少。

学员2：它跟密度有关系吗？

学员1：有哇。

我：不要被思维限制住。

学员2：水分子中间是有空隙的，真是理科生，你不要纠结于这个实验了，它是跟体积和密度有关系，你不要从物理学角度来看了，现在我们讲的这个课程是通过这个物理实验来分析我们每个人的心理方面的，你不要再纠结这个物理方面了。

学员1：我没有纠结，我只是说了说。

学员3：你要有一个思维习惯，是让你照镜子。你通过在这个游戏活动中有一个反应，你去关照一下你自己的思维，面对这件事，你的第一反应是什么，你的第

多维沙盘

一反应就是平时你对事、对物的方式。

学员2：表面的东西把你先阻碍了，然后你就没有去深思，它到底能不能融合，或者说能放多少。

学员4：你看着这个事做不成，可能是别人做不成，你做可能就做成了。假如你有这个勇气、胆量去尝试，你就成功了，但如果你没有这个勇气与胆量去尝试这个事，那就永远不会成功，也在于我觉得实践是检验真理的唯一标准。

我：人往往会被自己的眼睛、耳朵和心灵束缚住。

学员5：说多少都没有用，只有做了就知道能不能成了，实践是检验真理的唯一标准，就是你要行动，你才知道真正的极限是多少，不要说我一想这不行，可以尝试呀，很多时候。261个，可能我们不敢猜那么多，显然这个世界是有一个极限的，但是这个极限比我们想象的大。对，确实是有极限的，不是说没有极限，因为它毕竟是有体积的，我们用脑子想……

学员6：放了两盒半，我们看不到里面，我们永远不可能了解真相。

经典语句总结：

◇做比想更重要。

◇我们永远不可能了解真相。

◇我们的极限比我们想象的要大得多。

◇实践是检验真理的唯一标准。

◇做了才知道。

◇人往往会被自己的眼睛、耳朵和心灵束缚住。

◇表面的东西把你先阻碍了。

◇别人做不成，你做可能就做成了。

◇有这个勇气、胆量尝试，你就成功了。

◇你的第一反应就是平时你对事、对物的方式。

生命之成长

◇不要被思维限制住。

我：OK，哪个组先来分享，站到前面来。我们把掌声送给他，好不好？

第一组学员代表分享：第一，就是敢冒险，好多人都是思想设限，为啥我们不敢冒险，你看所有商业成功的人士，他尤其是前期都是在冒险，不光是最近的马云，他十几年前做阿里巴巴的时候，真的是大家都不太支持，那就是冒险，为啥人家就敢做呢，为啥在一穷二白的情况下人家就敢做呢，也不说他就是看到了100年、30年，十几年后他这么成功，真的就是人家突破了那个思想限制。第二，一个人内心的承受能力真的是比我们想象的要大一点，有时我们会想这个事情我们怎么会承担得起呀，肯定办不来，但是我们的内心其实能够承担得了。第三，比较迷茫，想得太多，或者是顾虑多。其实迷茫是个结果，中间是想法多，顾虑多，其实最重要的是你内心不够自信，就是你内心感觉自己做不到这种事，你就会想得多，就会顾虑多，整天迷茫，患得患失。

经典语句总结：

◇敢冒险。

◇突破思想限制。

◇一个人内心的承受能力真的是比我们想象的要大一点。

◇想得太多，顾虑多，是内心不够自信。

第二组学员代表分享：为什么刚才大家有不同的观点？为什么我们会有这么多不同的观点？实际上是我们对这个事物的未知，不了解，由于对未知事物的未知而导致了我们心理受限，思维受限，每个人在心里都给自己设了一个限，那个数字，实际上我们每个人都是凭着自己的感觉猜测的，这种猜测是没有真凭实据的，那个姐说得特别好，我们在面对未知事物时，在不知道能不能做成功的情况下，我们不

多维沙盘

妨去做实验，在做的过程中我们去探索这个结果，而不是去定义这个结果。

我：在这里我想再让大家挑战一个问题：如果你在大海中想去找一个求生点，认为那儿一定有一块陆地。请问你是做实验去找呢？还是想"那儿一定有一块陆地，无论怎么样，我一定要找到那个点"。跟刚才那个猜测，冒险是不是一样？我想告诉大家，不是任何事做了实验才去做，而是在做了再说的过程中，就比别人跨进了一大步。这就是我们作为企业家，为什么在我们前进的道路上会有这么多的圈，就是问号，不是因为前面就是虎狼，就是火坑，而是因为你对自己说"前面就是虎狼，就是坑"，所以我今天让大家在了解自己的过程中觉察，"你是否经常对自己说'不可能'。""不可能"是我们给自己设置的最大障碍。

经典语句总结：

◇由于对未知事物的未知而导致了我们心理受限，思维受限。

◇做的过程中我们去探索这个结果，而不是去定义这个结果。

◇不是任何事做了实验才去做，而是在做了再说的过程中，就比别人跨进了一大步。

◇不是因为前面就是虎狼，就是火坑，而是因为你对自己说"前面就是虎狼，就是坑"。

◇"不可能"是我们给自己设置的最大障碍。

第三组学员代表分享：我们被自己固有的经验圈在里面，所以想象力没有被打开，没有被激发。另外一个是思维受限制，就是一切皆有可能。还有一个就是，对他人的包容性决定了曲别针的个数，我们一致地说勇气不够。还有一个，实践是检验真理的唯一标准，所以说做比想更重要。还有一个，存在极限比我们想象的要大得多。任何事情都有一个极限，但是这个极限不是我们想就能想到的，只有做了才能知道到底有多大。还有一个，"永远都不可能知道真相"，我不懂这句话是什么意思?

我：不知道是谁说的。来吧，谁来解释一下"永远不可能知道真相"这句话?

学员7：真相是存在的，但是我们没有做之前无法感受真相是什么样子的。就包括您二位，做了两次实验，这两次放的曲别针的数量是不一样的，所以它的真相是存在的。但是在这个世界，它会随着环境、质地，包括杯子大小的变化而变化。看到的真相也不一样，一切都是改变的，没有什么是唯一不变的真相。

我：非常好。

经典语句总结：

　　◇我们被自己固有的经验圈在里面，所以想象力没有被打开，没有被激发。

　　◇一切皆有可能。

　　◇没有什么是唯一不变的真相。

第四组学员代表分享：关于对刚才这个小小的实验的感想，我们组达成了一致的意见：第一点，就是自我设限，为什么我们不敢去想，包括老师来引导，大家有一个假设的前提，肯定会放得比较多，但是这就相当于放在我们面前的一个机会、机遇一样，别人都说这是一个很好的机会，但是你自己不敢，假设了很多的困难，假设了各种各样的条件，你假设的这些理论就是你的传统思维模式和你所受到的教育，它们与你的家庭、你的成长经历有关。为什么同样的事有些人能成功，有些人成功不了，就是因为自己先受限了。包括一个小小的实验，你都不敢去放开胆量去想。老师给我们做这个实验，并不是去探究什么物理现象，目的是让你去窥测一下自己的心理，小小的实验就能窥测出你是一个什么样的人。其实我一看到这个实验我就想能放很多，既然老师能做这个实验，那它放的就不会是几个，一二十个，一两百个，因为我敢想，包括我的个性，我做很多的事情，这么多年在职场方面我

多维沙盘

觉得自己还是可以的，之所以有这么快的突破，就是因为我从来不给自己设限，因为我总是给自己把饼画得很大，别人觉得我已经做得很好了，而我觉得自己能做得更好。第二点，我们的人生就是一场修行，你怎么样去打破自己传统的思维模式？你必须让你的一生处在这个修行的路上，不断地修行才能不断地打破传统的思维模式，才能不断地提升自己的理念，提升自己的格局，你才能跟更多、更高能量的人同行，才能飞得更高，走得更远。这就是我们组的分享，谢谢大家！

经典语句总结：

◇你假设的这些理论就是你的传统思维模式和你所受到的教育，它们与你的家庭、你的成长经历有关。

◇我们的人生就是一场修行。

◇不断地修行才能不断地打破传统的思维模式，才能不断地提升自己的理念，提升自己的格局，你才能跟更多、更高能量的人同行，然后才能飞得更高，走得更远。

多维沙盘名言集锦

相信什么，你就会创造什么

你相信什么，你就会创造什么；你创造什么，你就会看见什么；你看见什么，就会回过头来证明自己原先的想法是"对"的……

你的信念总是自我证明的，你所不相信的总是自我证伪的。

你的信念总是创造实相（事实）回过头来支撑自己，自己是对的。

吸引定律说：同频共振，同质相吸。

创造定律说：你得到你所聚焦的。

所以，不同的人有不同的想法，不同的想法形成不同的信念，不同的信念创造不同的实相，不同的实相都各自回过头来证明自己原先的想法是对的。

能量转化训练

自由是你与生俱来的权利

1. 列出至少三个你让自己拥有自由的区域。

2. 生活中有没有让你觉得自己拥有不自由的区域？例如，我没有回到学校念书的自由。

3. 你觉得自己是否有可能在生活的哪些区域里得到自由？如果答案是可能的，准许自己在哪些区域里拥有自由。也许在一阵子之后，那份自由才会出现在你的日常生活中，但请记住"自由必须从你自由的思想开始"。在那些你觉得自由是可能的区域里，将以上的每一段陈述都转换成正面的肯定，例如，现在我有自由回学校念书。

多维沙盘

这是一位觉察者在督导的陪伴下，连续5次到咨询室"自我体验、觉察、疗愈"的全部过程。之所以没有称作"来访者"或"求助者"，是应她本人的要求。在此特别感谢这位觉察者自愿提供珍贵的资料，警示世人，引以为戒。

自我体验，自我释放，自我疗愈，全程分为5章：

第十七章：一个觉察者的自省系列（一）——心灵之树

第十八章：一个觉察者的自省系列（二）——遇见未知的自己

第十九章：一个觉察者的自省系列（三）——认识自我

第二十章：一个觉察者的自省系列（四）——觉知自我

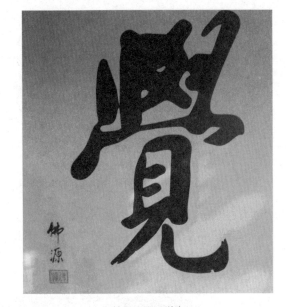

拍摄于西风禅寺

生命之成长

第二十一章：一个觉察者的自省系列（五）——破茧成蝶

基本资料：觉察者两口子结婚多年，之前感情不错，孩子已自立门户，算是和谐的家庭。可自从觉察者做教育培训后，她的先生一改往日的态度，几年来总是黑着脸，说风凉话，也不去赚钱，两口子经常吵架。觉察者感觉他们之间无法正常沟通，已经造成个人精神和身体上的损害，曾几次闹离婚。究其原因，就是她先生认为这种培训不赚钱，不想她继续做下去。

觉察者："我这段时间正在和先生闹矛盾，先生回到老家后跟我们双方的家人说起我们之间的纠纷，抱怨我做教育生意不赚钱还赔钱，导致他也无心做事，事业不成功。我认为两个人的矛盾不应向外扩大，这样不但不利于化解矛盾，相反容易引起亲朋好友的误解，使矛盾越来越激化。我认为他的行为是不负责任，不敢担当，所以感到很气愤，也觉得很委屈，几天都没有睡好觉。我觉察到这个愤怒可能是一种投射，想通过自我体验觉察愤怒情绪背后的东西，达到自我疗愈。"

觉察者拧不过先生，最后放弃了教育公司，想好好跟先生过日子，但这个举措并没有转化他们之间的矛盾。她先生自暴自弃，几年都不出去赚钱，更谈不上养家糊口，里里外外的事都由觉察者一人担当，还得听先生的负面情绪，她先生为人处世总是抱怨、指责。觉察者本想通过改变自己去接纳先生，也试图希望去改变先生，让他为家分担一些责任。但实际上，双方过得都不痛快，感觉很累。

督导请觉察者坐在沙盘跟前，让她与沙子进行交流。觉察者双手紧紧攥着沙子（如图17.1所示），眼中无泪，面部表情很无奈。

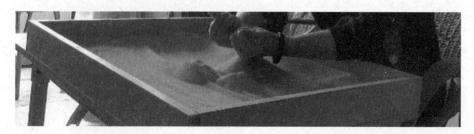

图17.1

多维沙盘

可以看出他们这段婚姻的矛盾冲突很多，感情已远不如往昔，可谓一落千丈，双方之间都不能互相理解、包容，不能很好地沟通，所以产生了很大的鸿沟。

觉察者自己摆出来了——两边是两个人，中间有一个很大的堤坝（如图17.2所示），阻碍了双方之间的沟通，几乎无法逾越。这就是他们夫妻的现在关系图。觉察者不断地用双手一会左突一会右进，在表达她为之努力的程度和进展。

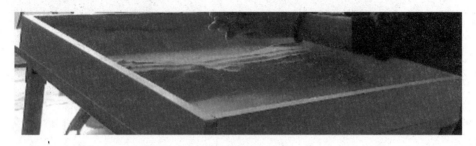

图17.2

觉察者："这几年我不断地自我内省，去疏导，去沟通，去尝试改变些什么，但最终还是这样的现状。当我对他的希望一件件破灭时，失望也越来越多，天天接收到的都是他的负面的情绪影响，我不知道将来会是什么样的，不知道要不要维持这个没有意义的婚姻。"

觉察者看着沙盘中的鸿沟，对自己的情绪有所觉察和探索，"为什么我不接纳别人的否定？这可能是在以往的模式中，自己不接纳自己的不完美，不接纳自己出错，一味地讨好别人，以获得别人的认可和肯定。"

觉察者觉得自己应该从心灵深处去挖掘那个内在的、害怕的小孩。

督导："请你闭上眼睛，与你的内在进行一个交流，看看会发生什么？"

觉察者："在与内在交流时，我感受到一个内我的力量，内心的确恐惧别人的否认，恐惧别人的指责。（这时，觉察者用双手把那个堤坝推平，轻轻地抚沙，使之平整）我想现在再看看自我的内在，恐惧到底能产生什么影响。我想把这个恐惧调动出来，转化成新的能量。"

督导："你想做什么就去做。"

生命之成长

觉察者："我想让自己更好地迎接所有挑战。（觉察者双手并拢，在沙盘的底部从下往上推出了一条直线，然后双手自然地向左右两边打开，使画面形成了一个类似于Y的图像，如图17.3所示。）我感觉内在有一股强大的能量自下而上地涌动，准备迎接新的开始。"

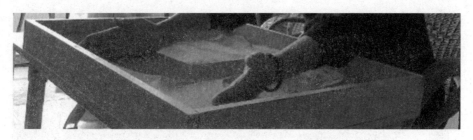
图17.3

督导："请跟潜意识、内在做一个很好的连接：亲爱的潜意识，亲爱的内在，我一定会在此时此刻毫无保留地呈现自己，全然地接纳我自己，不管是丑还是恶，是对还是错我都会面对、接纳，让自己的心灵进行一个碰撞，我相信内我生根、开花、结果，谢谢我的内我，我的潜意识。"

这个过程中，觉察者在不断地梳理自己的情绪，语调也开始平缓下来，面部表情也松动了，手一直在轻拍沙和抚沙。觉察者开始制作沙盘，双手在底部画出的像是根须，基本框架呈现出来底部是树根，上面是树枝，中间的是树干，底部越来越敦厚、结实，树干也越来越粗壮。觉察者用沙刷清理细沙，在设计造型的时候，觉察者好像还没有明确自己要做什么，深思了一会儿才开始精心制作，已经可以看到一棵大树的轮廓呈现出来了（如图17.4所示）。

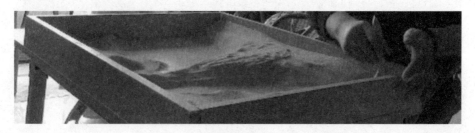
图17.4

多维沙盘

此时，觉察者长出了一口气，面部表情开始有了微笑。

觉察者："当这个充满生命力、勃勃生机的大树出现时，我脑门有了热度，微微发汗，心怦怦跳，我看到了自己的强大，我爱自己！我爱我的内我，我爱我的一切！"

觉察者用沙刷整理树冠部分，如图17.5所示。（外面突然有爆竹的声音）觉察者说她的右眼在跳动，不知道宇宙发给她的信息是什么，但此时她很轻松。

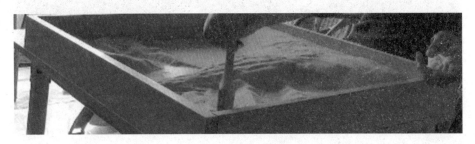

图17.5

觉察者："这样一棵枝繁叶茂的大树有什么不能承载的！（她用左手按压树的底部）"

觉察者到物件架前挑选物件，先拿的珍珠、彩石，并自言自语："这棵树上什么都有，珍珠宝石，硕果累累，开枝散叶，真是太好了！（如图17.6所示）"

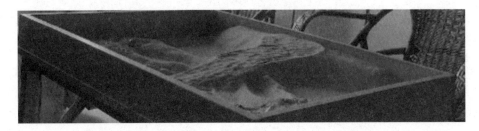

图17.6

第二次，觉察者拿了很多的绿色小草，把它们一一放在树枝上，面带笑容。

觉察者："我真的越来越佩服我自己，我坚信自己以后在教育培训这条路上会走得越来越远。我不再畏惧，我接纳一切，我爱我自己。"

觉察者在调整作品时，把树枝上面的小草拿下几株放在了树的根部（如图17.7所示）。

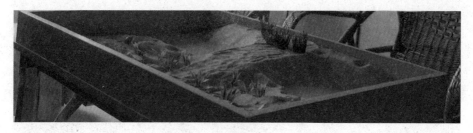

图17.7

第三次，觉察者去拿了几株小草物件放在树枝上，看了看，又转身去柜子里面找寻着什么。

督导："你想要什么？"

觉察者："我在寻找草和绿叶，但就是不知放哪了，如果有更多的绿叶，这棵大树将会非常丰满。"

觉察者再一次回到物件架跟前，将柜子里的物件都拿了出来。

觉察者："我不知道这个过程我在干什么，我一直在寻找，我为什么非要这样做？找到那些绿叶和小草，就是为了让这棵树更加丰满。虽然不知道在找寻中是否能够做到，但是我已经这样做了，结果我没有找到我想要的那些能够代表生命力的物件。也许是潜意识在跟我开一个玩笑，也或许是告诉我一个信息，我还要经历很多才会让自己更加丰满。也许我目前的现状就是这样的，我接受。为什么要这么完美，这就是我生命中最害怕的地方，不敢去接受那个不完美，不敢去面对，总想把最好、最美的展现出来。在这个过程中，我觉察潜意识告诉我，那个枝繁叶茂，需要不断的洗礼，需要经历更多的丰富色彩，才会让你的生活更有意义。这就是答案，我看到了，是真实的我自己。在让自己丰满的过程中，要耐心去等待，去接受，这就是我，真实的那个不完美的我。我爱我自己，我看到了自己的内我，我觉察到了，很多时候烦恼和痛苦，可能就是来自那个完美，而没有完整地去接纳真实的自己，从现在开始我接纳自己的不完美，让我的生命在接纳中更加丰满、更加绚烂，我爱我自己，我爱我自己，我爱我自己！"

觉察者一边叙述，一边把花带上的小草拔下来，放在树枝上。这个过程比较慢，觉察者仿佛陶醉在此中，时而自言自语，时而点缀着树枝，时而欣赏，时而微笑。随后，觉察者将注意力放在了树的根部，将花草点缀在了树的底部，散散落落的有些紫色的花、粉红色的花、黄色的花，还有大棵的绿草。然后她用沙刷清理了一下周边的细沙，站在四周看了看，又拿了一些彩石，把它们散落在树枝、树干上（如图17.8所示）。

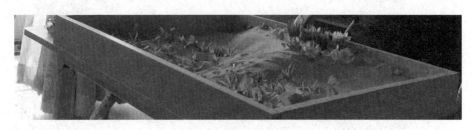

图17.8

觉察者："这是一棵彩色的树，枝繁叶茂。是的，它已经枝繁叶茂了，我相信我的内在能量充足。从现在开始，我的恐惧、害怕，已经荡然无存。因为，我是可以战胜一切的，我是无所不能的，我就是这棵树，心灵之树，枝繁叶茂，遮风挡雨，吸收阳光，承纳所有。太棒了！我爱这棵心灵之树，这棵树就是我自己，起名叫《心灵之树》（如图17.9所示）。从今天起，这棵硕大的心灵之树，在我的心灵深处扎根了；它会枝繁叶茂，吸收光和热，供给能量和智慧滋养我，挥洒掉负能量，接受一切。内我有了这样一棵心灵之树，我会越来越强大，像这棵树一样，结出更多的珠宝、智慧和能量。心灵之树，你就是我，我就是你。我在微闭双眼时，突然出现一个心象，一棵闪闪发光的树。太好了，潜意识，谢谢你，感恩你，让我有这样一个觉察。'从当下起，我和我的心灵之树一起吸收无限的能量，采集宇宙中无限的精、气、神。'（觉察者双手做采集的姿势从下往上举过头顶，然后一边说，一边做接收状。）我和我的心灵之树一起成长，一起快乐，智慧无穷，能量无限。心灵之树，我爱你，我爱我自己，我就是这棵强大的心灵之树，我就是那个无所不能的我，我爱我自己！谢谢（双手抱住了自己）！"

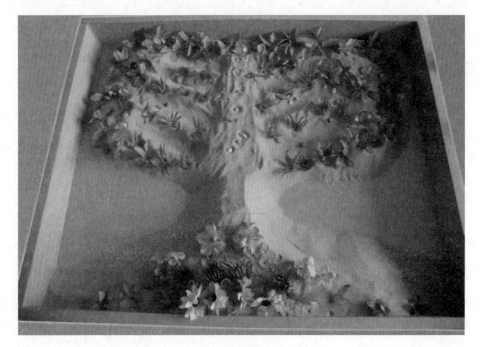

图17.9

多维沙盘名言集锦

多维沙盘体验是与宇宙中无处不在的有形和无形的能量进行连接，产生新的发现和收获，例如，在体验中，窗外爆竹的声音，右眼在跳动等，都在同时协助个案做觉察，万事万物配合个案的状态和心情，所以问题出现，答案就出现。

多维沙盘训练

1. 列出七件你爱做的事，可以是任何一件事。

2. 在这七件事的旁边写出有可能阻止你去做这事的原因。

3. 在你列出的七件事中，找2-3件最令你喜悦的事，想出你可以做的下一步。

4. 在你的日历上记下你预计将这些喜悦的活动带进你生活中的具体日子。

18

第十八章
一个觉察者的自省系列（二）——遇见未知的自己

　　试着预言未来的事件。在一开始，不必管你的预言是否为"真"，你只需将你的意识伸展到平时没用到的区域。不要放任何赌注在你的预言上，因为如果你那样做，如果它们没实现，你会非常失望——如果你继续下去，你的确会发现你觉察到一些未来事件，而这种知识以平常方式而言是得不到的……会有些联想方式被你追随成功，而导向了"正确的"预感。你也将发现在这种程序里很大程度上涉及了情感的因素。你会感知那些为了某种理由而对你很重要的情报。那重要性会像块磁铁一样把那些资料吸过来给你。

　　我们点点滴滴、一个接一个的感知经验。我们把自己比喻为穿过一座森林的旅行者，沿路都碰到树木。我们已走过的那些树是"过去"，我们看见在我们四周的是"现在"，而在前方我们还看不到的是"未来"。但所有的树木是同时存在的——正如对一个坐在一架飞越那森林的飞机里的人会是很明显的。

——摘自[美]珍·罗伯兹著，王季庆译《心灵的本质》

　　觉察者第二次到咨询室自我体验、觉察、自我疗愈，由督导陪伴。

　　目标：（1）觉察自己婚姻的最终结局；（2）发现自己投射的潜意识是什么；（3）自我成长。

多维沙盘

以下陈述是咨询督导与觉察者的互动分享。

当觉察者自诉3个目标的时候，双手无意识地按在沙盘中间，印下两个手印，十指自然张开（如图18.1所示）。

督导："当你看到手的时候，感受是什么？"

觉察者："好奇。"

督导："想到了什么？"

觉察者："夫妻关系，左手摸右手没感觉。过去和未来，过去的放不下，未来的不确定性，现实的焦虑情绪。"

督导："十个手指代表什么？"

觉察者："十全十美，完美，无所不能。"

督导："两只手又代表什么？"

觉察者："左右逢源。"

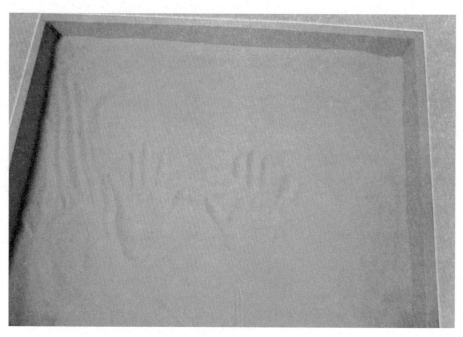

图18.1

督导："先看夫妻关系，感觉左手摸右手没感觉，内心没有温暖和爱意。你指的温暖、爱意是什么？让你想到了什么？"

觉察者："想到了夫妻关系，左手代表女，右手代表男，我是我自己，他是他自己，没有夫妻意义上的重合和交义，各自为政，互相观望，都不主动出击。"

觉察者反馈躯体同时有反应：右膀有一丝的凉意，特别是右边颈部，左手和左肩感觉很沉，抬起来有些费力，右边的背部也感觉有凉意。

督导："对于未知夫妻关系的答案是什么？"

觉察者："（犹豫了几分钟）当我拿起相机给左、右手单独的印记拍照时，突然有一个内在的声音说'拜拜'。我想这就是答案，是双方的心声吧。"

督导："当这个答案出来时，你的感觉是什么？"

觉察者："（长出了一口气）感觉右边不那么沉了，左边不那么凉了。情绪上感觉没有太高兴，也没有太悲伤，但总感觉咽喉部有些堵和压。"

督导："堵和压让你想到了什么？或者此时你想说什么？"

觉察者："（一直沉思）说不清楚，像十字架，又有点恶心。我想拿纸写下来。"

就在觉察者抽纸的过程中，只听"哗啦"一声，纸张上的一些彩石掉落在地板上。

觉察者："我突然感觉咽部凉爽起来，还不自觉地咽了一下口水，觉得不那么压和堵了，也许是潜意识在帮我看到那些掉落在地的彩石正是我过去放不下的痛苦，和难以下咽的故事吧，现在感觉放下了很多。"

督导："这样很好。"

督导邀请觉察者做了一个冥想：想象这双手就是来接收白色之光，放下所有。将宇宙中白色的光从百会穴引进到眉心，关注它，将它向下引导进入内在，最后安放在关元穴里储存起来。

冥想结束后，觉察者接了一个电话。

觉察者："（很兴奋）你知道吗？这是某地培训中心的负责人，原先我们合

多维沙盘

作有些不愉快，很久不联系了，没想到这个石子的撒落让我放下许多，也让他们放下了以前的不愉快。潜意识的力量真的是太强大了，放下了过去的，新的机遇真的就来了！太好了，这种体验是我生平未有的，内在与外在，意识与潜意识，相互对话，连接产生出来这么多对我成长非常有意义的信息。"

督导："现在来看，你对过去、现在、未来的预知是什么？看左手（如图18.2所示），代表过去，张开，正面看有STOP停止的感觉。也就是说让你彻底放下过去。就焦虑程度而言，从10分到0分，由高至低，你的程度减轻了多少？"

图18.2

觉察者："咨询前是10分，现在是4分。"

说到"未来"时，咨询室电脑里连续三声"铛铛铛、铛铛铛、铛铛铛"QQ的信息声。

觉察者："我感觉这三声就是三阳开泰，三生万物。"

督导："未来五个手指的寓意是什么？"

觉察者："我的对面刚好有很多物件，那个大红色的五福临门的物件在冲我微

生命之成长

151

笑，我想未来就是五福临门吧。"

督导："右手的手印按得比较深（如图18.3所示），这是什么含义？"

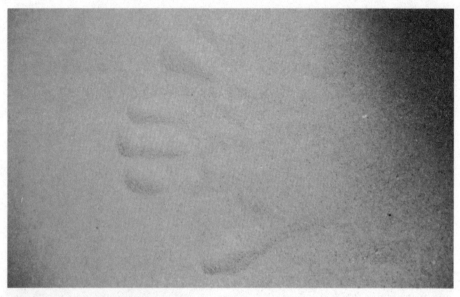

图18.3

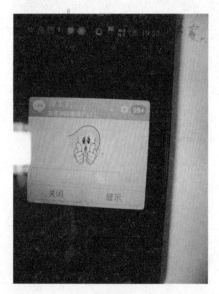

图18.4

这时电脑又有"铛铛"的声音出现，是LINE（一种聊天工具）传来的信息，出现一个画面——一个美女微笑着举起双手竖大拇指（如图18.4所示）。

觉察者："真是太神奇了，放下过去的包袱，接受当下的现状，未来是非常美好的，这个信息是在为我祝贺。因为我是我自己，我是冥王星，我是无所不能的心灵之树，我遇到了未知的我自己的内我。感谢督导老师！"

多维沙盘

拈花微笑

相传世尊一日在灵山会上，拈一枝金婆罗花示众。时大众皆默默不得其要领，唯独大迦叶尊者破颜微笑。世尊曰："吾有正法眼藏，涅槃妙心，实相无相，微妙法门，不立文字，教外别传，付嘱摩诃迦叶。"

此即禅宗所传的"拈花微笑"公案，亦即世尊与迦叶的大法授受。在这拈花微笑，心心交照之间，迦叶尊者就成为传灯的第一祖。并说偈曰："法本法无法，无法法亦无，今付无法时，法法何曾法。"

禅的始传，自世尊与迦叶间授受以后，二十八传至菩提达摩，形成了直指单传的禅宗，菩提达摩为中国禅宗的初祖。

能量转化训练

与未知的自己对话

1. 任意选择一个物件代表未知的自己，或者画出你感觉到的那个位置的自己的图像。

2. 跟未知的自己进行宇宙时空的交流。比如，我将来的生活如何？我将来是一个什么样的人？

3. 将对话记录下来，然后结合当下的感受，做内在的觉察。

第十九章
一个觉察者的自省系列（三）——认识自己

觉察者第三次到咨询室自我体验、觉察和自我疗愈，由督导陪伴。

目标：认识自己。

觉察者："这几天我先生回家了，说不想和我离婚，但态度上很强硬，不愿意屈服。他越硬，我就越愤怒，两人僵持了两天。后来，他改变了策略，实施服软的方式，对我百依百顺，殷勤周到，我开始心软了，而且一见到他那样，可怜兮兮的，像个犯错的孩子在你跟前唯唯诺诺的时候，我的眼泪止不住地流，那一晚我几乎是伴随着眼泪度过的。为什么离婚这样痛苦？他不在跟前的时候，我决心满满，想着一定要怎样怎样，可他到了跟前又体贴入微，就越痛苦，甚至想放声痛哭。"

督导："今天想怎样做？"

觉察者："我想找一个代表痛苦的物件放在沙盘上，（这时，她手机QQ上有一个叫"仙人掌"的网友请求加为好友）我觉得这个"痛苦"的代表物有了，就是"仙人掌"。

觉察者将代表痛苦的"仙人掌"放入沙盘中间的位置。另外，她将在网上发现的一句话"愿生如夏花之绚烂，死如秋叶之静美"与我分享，这是她想要的人生价值。

觉察者："痛苦用仙人掌做代表，它60年才开一次花，全身是刺，让别人靠近不了，虽然有很多优点，但只能欣赏，不能接近。一开始，我选择了一个吸力球（如图19.1所示）放在花盆里代表仙人掌，但放到沙盘中时，怎么也找不到那种感觉。后来，我选择了一个像树一样的珊瑚（如图19.2所示）代表仙人掌，放在了沙盘的中间，把原先的放在花盆里的吸力球拿走了。"

督导："请问仙人掌是你吗？是别人，还是什么？"

觉察者："仙人掌应该是代表我们夫妻的现状，原先亲友就说过我俩像刺猬，互相攻击，结果就是伤痕累累。"

督导："那这样的现状是如何造成的，原因是什么？伤痕累累带给你的感受是什么？"

觉察者："痛苦不堪，只想逃离。"

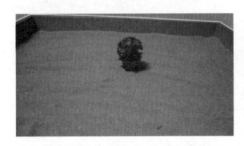

图19.1

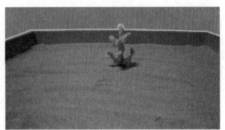

图19.2

督导："请找几样能够代表痛苦不堪，只想逃离的物件，放在沙箱里吧。"

觉察者分别拿了恐龙（放在沙盘的左上角），黑猩猩（原本是放在离珊瑚一步左右的地方，但因它是软体物件，怎么也立不起来，靠在沙盘的侧板上也站不住，后来为了让它能站立住，就靠在了珊瑚的右边），黄蜂（放在了沙盘的左下角），黑蜘蛛（放在了沙盘的右下角），黑色眼镜蛇（放在了沙盘的右边）作为代表物件（如图19.3所示）。

生命之成长

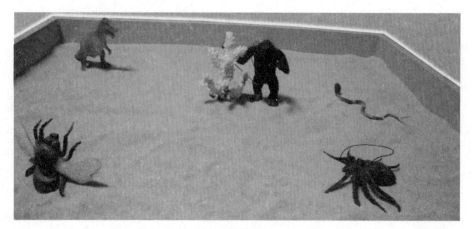

图19.3

　　督导："请讲讲你看到这幅场景的感受是什么？"

　　觉察者："负能量太多，想要摧毁它，感到恐惧。当我从不同角度观察后，我忽然觉得仙人掌和黑猩猩在一起的样子（如图19.4所示）应该就是我俩现在的状态。仙人掌象征我现在的状态，浑身是刺，谁靠近就会扎到谁；黑猩猩就是我先生的状态，貌似强大，实则软得站不起来。天哪，这就是我的痛，到底是应该自己拔掉身上所有的刺，还是保持本来的模样。还是需要一个更强大的力量来？自己是否

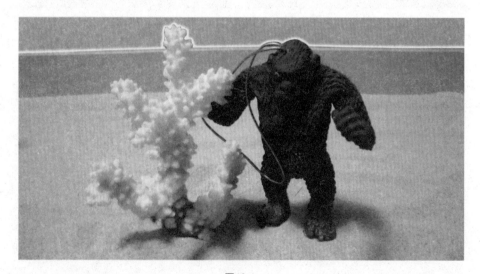

图19.4

多维沙盘

要坚持那份孤单，骄傲地独自绽放？其实我自己的力量已经具足，我自己不是仰首挺胸地站在那吗？"

督导："你愿意自己是仙人掌吗？你喜欢你自己吗？左上角的恐龙让你想到什么？这个恐龙是张着大嘴，很吓人，是肉食性的。"

觉察者："期待，童年，母亲。小的时候，我母亲经常搂着我睡觉，但是她很厉害，控制欲很强。我回到那个家里头发根都要立起来，因为不定会发生什么事。我必须被动地接受，所以对母亲的爱是恐惧的爱。"

督导："左下角的大黄蜂让你想到什么？"

觉察者："童年的情结。"

督导："右下角的黑蜘蛛让你想到什么？"

觉察者："网络，洞穴，隐藏自己。"

督导："什么是你的网络？"

觉察者："调动身边的资源为我所用。"

督导："眼镜蛇让你想到什么？"

觉察者："眼镜蛇代表和异性的关系，它灵敏、有毒、伤人。我小时候就是觉得我爸怕我妈，每当我妈和我发生冲突时，他总不能保护我。我爸去世得早。有一个部分，内在的潜意识中，男人是没有用的。"

（画外音：父亲是生命中最有力量的人，他与你的财富有直接的关系。要好好与你的父亲进行连接。）

督导："在这段婚姻里，你到底要什么？"

觉察者："我真正想要的是：温柔、体贴、保护、承担。"

督导："不满的，到底是什么？"

觉察者："男人对家没有担当，不负责任。"

督导："投射出你对男人的看法，请回到内在找答案。在这里，张着大嘴的恐龙、大黄蜂、黑蜘蛛、眼镜蛇都是自己，因为外在没有别人，证明自己是别人的靠山会很累，你是你自己的靠山，是一个'been'的状态。"

生命之成长

多维沙盘名言集锦

真实地认识你自己

我意识到一件很奇怪也很有意义的事情是，一个人往往不清楚自己留给别人的印象怎样。是好是坏呢，还是不好不坏，这些倒是能很准确地猜测出来。有些人认为你没必要去猜测，他们差不多就讲给你听了，但是我想要说的不是这个，也远不止这个。我想要说的是，一个人头脑中对自己的印象和他本人在他朋友们头脑中的印象往往很不一致。你曾经想到这样的事吗？世上有那么一个诡异的人，到处跑来跑去，上街访友，又说又笑，口出怨言，大发议论，他的朋友都对他很熟悉，对他早已知根知底，对他的看法也早有定论。除了偶尔且谨慎的只言片语外，平时却很少向他透露。而那个人就是你自己。

比如，你走进客厅去喝茶，你敢说你能认得这个人就是你自己吗？我看不一定。你很可能也会像客厅里的客人那样，当难以忍受其他客人的骚扰时，心里就盘算说：这是哪个家伙，真是怪异，但愿他少讨人嫌。

你的第一反应就是略带敌意。甚至就连你突然在一面镜子前面遇到了你自己，穿的衣服也正是你心里记得很清楚的那天的服装，无论如何，你还是会因认出了你就是你而感到吃惊。还有，当你偶尔到镜子前整理头发时，尽管是在最清醒的大清早，你不是也好像瞥见了一个完全陌生的人吗？而且这陌生人还让你颇为好奇呢。如果说像形式、颜色、动作这类准确的外观细节都是这样，那么像对心智和道德这种不易把握的复杂情况又将怎样呢？

有人真心实意地去努力给人留下一个好印象。结果怎样呢，在他朋友们的内心深处，他不过被认为是一个刻意给人留下好印象的人。如果只凭单独一次或几次会面——一个人倒很能迫使另一个人接受他本人希望达成的某种印象。但是如果接受印象的人有足够的时间来自由支配，那么印象的给予者就只能束手静坐了，因为他的所有招数都丝毫改变不了或影响不了他最终所造成的印象。真正的印象是在最后，是无意而不是刻意造成的。同时，它也是无意而不是刻意被接受的。它的形成要靠双方，而且事先就已经确定，最终的欺骗是不可能的……

——摘自张德芬《遇见未知的自己》

能量转化训练

精练自我——确认你是谁

1. 想出两位在生命中真正影响你的人，他们曾爱、鼓励并鼓舞你，或使你得到启发和扩展。

2. 想出两位你曾对他们这么做的人。就当作自己也拥有那种启发人、鼓舞人、使人扩展的特质。

3. 你拥有的哪些特质或个性是你更想表现出来的？比如慈悲、智慧、喜悦、平衡、有安全感。将你所能想到的尽量写在下面，每写一个，就好像看见它在成长、正在扩展。例如，我的慈悲心每一天都在扩展。

4. 在这一周里，选一个人或一种情况来练习表现其中的一项特质。

觉察者第四次来到咨询室自我体验、觉察和自我疗愈，由督导陪伴。

目的：（1）觉察自我的犹豫和期待；（2）体验这种状态，看看有什么新的觉察。

督导邀请觉察者进入冥想状态，请赤色之光和心灵之树帮觉察者找到问题的答案（觉察者连续咳嗽了几声）。

冥想结束后，觉察者来到物件架前，找到一对小木鞋（谐音"合鞋"，象征和谐，如图20.1所示），坐在沙盘前，将两只鞋拿在手上，闭着眼睛，向沙盘中抛去，结果两只鞋都落在了沙盘盒的下方。

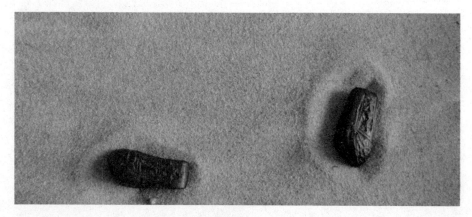

图20.1

接着，觉察者拿了一个手机来代表割舍不下的东西，放在了沙盘的左上方（如图20.2所示）。

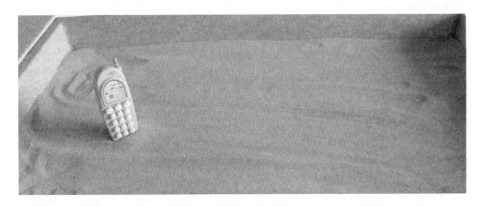

图20.2

督导："看到整个这幅作品（如图20.3所示），你的感受是什么？"

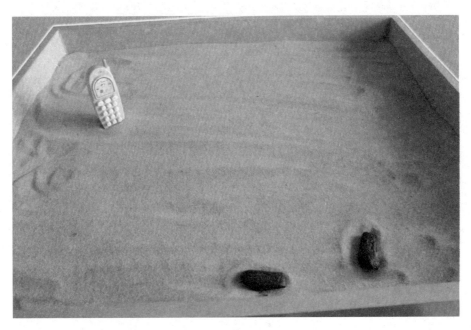

图20.3

生命之成长

觉察者："一个没有生命的场景。一个硕大的手机，远远地面对着四分五裂、四仰八叉的两只鞋，感觉很凄凉，像是手机在遥控着什么，命运似乎被这个手机遥控决定着。"

督导："这个遥控手机让你想到了什么？"

觉察者："想到我的先生，他就是那个背后的操纵者，因为有什么事，他总是使用电话指挥某某去做什么，用电话告知别人来劝我不要离婚，自己却不打电话说明情况。他是那个控制我的人。"

督导："此时你的情绪怎样？"

觉察者："想说'不'，想反抗。凭什么我被他控制？"

督导："他的这种控制，让你想到了什么？或者触动了什么？"

觉察者："让我想到了我的母亲，母亲在世的时候，一直不和我分床睡，总喜欢搂着我睡觉，在外人眼里看似我很幸福，实际上母亲使用这种方式控制我的所有，一旦我不听她的话，不按她的意图去做，后果会很惨，母亲会使用威逼法、上吊法、败坏名声法、亲友劝告法，总之让你痛不欲生，因为我的婚姻问题，自己当时意气用事还差点把命搭上。最后我实在忍受不了，我选择了离家出走，四处漂泊，直到她去世的前几年，关系才稍微有所缓和。

"现在，我丈夫同样行使的是我母亲的行为模式，他对我有时百般体贴，但你不遵从他的意愿办事，结果就是不高兴，摆脸色，冷战，离家出走，几个月或者半年都不回家，更严重的是自我开始做教育培训工作以来，6年内他采取不工作，坐享其成，所有的费用都要我自己来承担等方式，他的目的就是迫使你放弃你的目标。

"后来我为了保住家庭所谓的和谐而向他妥协，公司其实是我与他共同创办的，苦心经营几年，一直效益不好，他就天天说风凉话，使脸色，动不动就吵架，闹得鸡犬不宁，福气财运都闹没了。

"我选择放弃了这个公司，并没有根本解决问题，因为他完全没有责任心和担当，近几年，我在外很快活，做教育咨询，做培训，得到许多的认可和赞美，但回到家了，他虽然把饭做好，可你吃不出饭的香味，也感受不到家庭的温暖和幸福，

多维沙盘

因为我们没有了共同语言，你感兴趣的他不听，想找他聊聊，都说不到三句话，就会呛起来，所以，长此以往，家里几乎没了笑声和喜悦，剩下的只是那点可怜的情分了。

"这几年每当我提出离婚时，他总是百依百顺，让你心软，但当回到现实，又是步步控制，实在让人难以承受，这是软刀子杀人的策略。

"我现在终于明白了，原先和母亲的关系模式没有处理好，认为逃避就可以解决问题，直到母亲去世，这个结也一直没有解开，现在和丈夫的关系又如出一辙。

"我想，最大的痛苦和潜意识中的彻底分开是在告诉我，潜意识早已不接受这种被控制，而意识层面还被他的'温水煮青蛙效应'所迷惑，感到待在那里很舒服，但是没看到最终死亡的是那个安逸的青蛙。我不能再犯同样的错误了，我要活出我自己，自由地做自己喜欢的事，当一个人看清事物的本质并能为自己争取自由的时候，就像远眺天空一样，是那么高远，外界车水马龙，世界依旧是那样，你就是你自己。

"我想我已经明确了，不再动摇的是——这个婚姻我不保留了！我不会再受他的指使和情感的侵入，我要坚定地告诉他：我们离婚。"

督导："如果让潜意识里的两只鞋和意识层面的遥控手机对话，你觉得该如何？"

觉察者："手机问：'你们两只鞋干吗要分开？我不同意你们分开。'鞋回答：'我只是还原了你们生活中的原貌——貌和心不和。'手机问：'你这样做我会很伤心，让我无颜见爹娘，让我没面子。'鞋说：'存在就是合理的，不管你接不接受，愿不愿意，它都在那儿，你只能接受现实。'手机问：'我改还不行吗？你说什么我都照做。'鞋说：'江山易改，本性难移。干吗要违心去做自己不愿意做的事情，去做自己吧。你光凭一个遥控手机就能达到对方想要的结果吗？你们之间的距离是那么遥远，你为这个愿望做了些什么？有什么能力达到你想要的结果。'手机说：'我不知道，但我不甘心。'鞋说：'你配拥有这份爱吗？佛说：放下屠刀，立地成佛。就此别过，远远地看着，来慰藉我们各自的心灵吧。'"

督导："两只鞋代表两个人，还是代表什么？"

觉察者："代表潜意识里的婚姻状态。"

督导："让你来选择，你会选择哪只鞋代表自己？"

觉察者："跟前有个红色的彩石的。"

督导："看到这里，你有什么感受？"

觉察者没有回答。

督导："此时，你愿意找两个能代表你和先生的物件放在这个沙盘里吗？"

觉察者找到了两个物件，一个是代表她自己的仙人掌（用珊瑚代替），另一个是黑猩猩代表她先生（如图20.4所示，这两个物件在上次呈现过，这次又拿来作为代表）。

督导："你觉得这两次选择的你和你先生的角色，放在沙箱里有什么不同吗？"

觉察者："第一次，我觉得自己是他的靠山，他在靠我，我觉得自己很强大。第二次再摆的时候，黑猩猩得依靠着仙人掌站着，一离开就倒，站不住，其实自己并没有想象中的那么强大。"

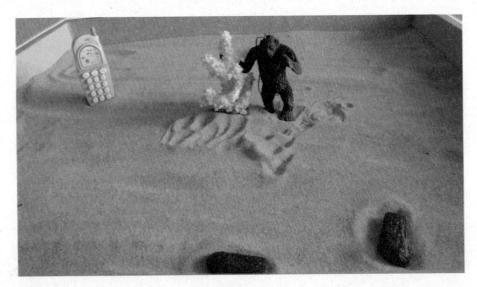

图20.4

多维沙盘

督导："你的感受是什么？"

觉察者："不太接受自己的不强大，有些厌恶自己。其实内在自己是有力量的，理想是希望别人比自己强大。先生呈现的是自己的阴影，错误的期待。"

督导："请你想象沙盘里的代表，做自我对话，会怎样？你看到你的前方是两只鞋散落在那里，你的左边是一个遥控手机，你的感受是什么？"

仙人掌（觉察者）："看到两只散开的鞋子，感觉就是我们俩的结果。看到左边的电话，感觉他只是一个想象中的遥控，没有电和人的操作，他只是个空架子。"

黑猩猩（觉察者代替先生）："看到两只鞋，这并不是我想要的结果。看到电话，采用这种方式去交流比较舒服些。"

督导："如果要仙人掌和黑猩猩对话，你觉得他们会说些什么？"

仙人掌（觉察者）："其实你本身是有力量的，不一定要靠着我。"

这时仙人掌想哭，觉得自己好狠心，没有同情心。

黑猩猩（觉察者代替先生）："未必一定要靠着你，我也可以自立。"

画外音：认识自己！婚姻中所见的——不一定要待在那里，我是痛苦的，自己的痛苦清清楚楚、明明白白。

仙人掌（觉察者）："让我们各自具足自己的能量。"

黑猩猩（觉察者代替先生）："我和你不一样，我不想做太伟大的事，只想做一个平凡人。"

仙人掌（觉察者）："我尊重你做平凡的人，也请你尊重我想要做的理想中的人。"

黑猩猩（觉察者代替先生）："我尊重你的选择。"

仙人掌（觉察者）："选择做各自理想中想做的人，谁也不要再要求别人做什么。"

督导："此时的感受什么？"

觉察者："很平静。但还有些不太相信会是这样的结果。"

督导："你喜欢把生命搞得有些挑战，是吗？相信就是事实。相信这个中间会

生命之成长

有美好的状态，只要行动就OK。"

觉察者："此时我有新的感悟——我发现，其实是我俩互相依靠。"

督导："对这个新发现，你有什么想法？"

觉察者："是我太不相信自己的能力，不相信自己能够独立站起来。"

觉察者反馈这时的鼻子特别堵，从一开始做沙盘就堵。鼻子是用来呼吸的渠道，感受是憋得慌，很压抑的感觉，难受。

督导："是什么让你难受，背后是什么？请拿一个物件代替。"

觉察者选择了一个小太空人——全副武装，蓝衣蓝帽，黑马甲，黑鞋子，头戴面具（似乎是防毒面具），双手举着银色冲锋枪，时刻准备着的样子。放在了黑猩猩的跟前，面对着仙人掌（如图20.5所示）。

督导："这个小太空人让你想到什么？"

觉察者："感觉像是我的孩子。"

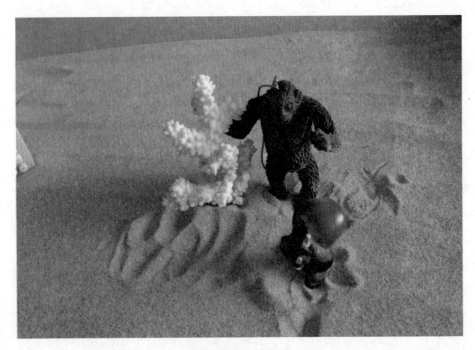

图20.5

督导："你确定吗？"

觉察者："有点游戏性的，不像真的。我觉得像孩子，不是我的孩子。但是很难受。"

正在觉察者进一步思考时，外界的信息传进来——保险公司给觉察者打电话，有关保险的保单事宜。

觉察者："当我接到这个电话时，我忽然明白，那个难受就是这个小太空人貌似是老公的另一个子人格，他就是这样给自己做保单——对于外界新鲜事物一律带着防护面具，不接纳；对于不服从或不受他控制的人或事，手握冲锋枪时刻准备着反击。"

督导："这就是经历！只有经历了，你才明白人生的路原来如此！"

觉察者："这幅作品的名字就叫《觉知自我》。"

多维沙盘名言集锦

困境即是赐予

有一天，素有森林之王之称的狮子，来到了天神面前："我很感谢你赐给我如此雄壮威武的体格、如此强大无比的力气，让我有足够的能力统治这整座森林。"

天神听了，微笑地问："但这不是你今天来找我的目的吧！看起来你似乎为了某事而困扰呢！"

狮子轻轻吼了一声，说："天神真是了解我呀！我今天来的确是有事相求。因为尽管我的能力很强，但是每天鸡鸣的时候，我总是会被鸡鸣声给吓醒。神哪！祈求您，再赐给我一个力量，让我不再被鸡鸣声给吓醒吧！"

天神笑道："你去找大象吧，他会给你一个满意的答复的。"

狮子兴冲冲地跑到湖边找大象，还没见到大象，就听到大象踩脚所发出的"砰砰"的响声。狮子加速跑向大象，却看到大象正气呼呼地直踩脚。

狮子问大象："你干吗发这么大的脾气？"

大象拼命摇晃着大耳朵，吼着："有只讨厌的小蚊子总想钻进我的耳朵里，害得我都快痒死了。"

狮子离开了大象，心里暗自想着："原来体形这么巨大的大象，还会怕那么瘦小的蚊子，那我还有什么好抱怨呢？毕竟鸡鸣也不过一天一次，而蚊子却是无时无刻地骚扰着大象。这样想来，我可比他幸运多了，不是吗？"

狮子一边走，一边回头看着仍在跺脚的大象，心想："天神要我来看看大象的情况，应该就是想告诉我，谁都会遇上麻烦事，而他并无法帮助所有人。既然如此，那我只好靠自己了！反正以后只要鸡鸣时，我就当作鸡是在提醒我该起床了，如此一想，鸡鸣声对我还算是有益处呢！不是吗？"

在人生的路上，无论我们走得多么顺利，但只要稍微遇上一些不顺的事，就会习惯性地抱怨老天亏待我们，进而祈求老天赐给我们更多的力量，帮助我们渡过难关。

但实际上，老天是最公平的，就像他对狮子和大象一样，每个困境都有其存在的正面价值。

能量转化训练

开放地接受

1. 列出至少四件你在生活中做得很棒的事，成功的事，你感觉很好的事。

2. 在过去一周或一个月里，你从宇宙那儿得到些什么样的好东西？至少列出十项。

3. 想出至少五件你过去曾要求而后来得到的事物。

4. 你现在想从宇宙中得到些什么？精确地说出你的请求。运用想象力来要求所有你能想象到的。例如，我想在六个月之内（或时间更短一点），赚取六万元（或更多）的月收入，而且赚得的方式将使我更容易达成更高的目标。

多维沙盘

觉察者第五次来到咨询室自我体验、觉察和自我疗愈，由督导陪伴。

目的：想看看自己到底想要什么。

督导："看到这幅作品（如图21.1所示），你的感觉是什么？"

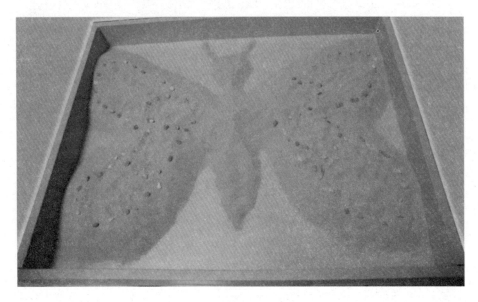

图21.1

觉察者："翅膀过大，而身体部分不够丰满，不太协调。"

督导："翅膀是干什么的？"

觉察者："飞行的。"

督导："身体主干是干什么的？"

觉察者："承载生命的运转，补充能量，是生命的核心。"

督导："对你而言，生命的核心是什么？"

觉察者："呼吸，血液的流动，骨骼发育等。"

督导："最重要的是什么？"

觉察者："是呼吸。"

督导："将含义再扩大看还有什么？"

觉察者："血脉的流动，营养，能量，心态是最能滋养自己的能量。"

督导："是什么能增长能量，更壮大？"

觉察者："食物。"

督导："是什么滋养你自己的部分，让身体比例更完美？"

觉察者："阳光、空气和水。阳光是宇宙中无限的精、气、神；空气是吐故纳新，增长无限的智慧和正能量；上善若水，水利万物而不争。"

多维沙盘名言集锦

关于"破茧成蝶"，有这样一则故事：

小小的"蛹"正努力挣扎着从茧上的小缝隙中蜕变，但几个小时过去了，它似乎还没有什么进展。一个路人决定伸出援手，他用剪刀小心翼翼地将茧破开，于是一个小而萎缩的"蛹"很容易便挣脱了出来，它的翅膀紧紧地贴着身体……

是的，它只能被称作蛹，尚不是"蝶"。因为这位好心人不知道的是，蝴蝶从茧上的小口挣扎而出，是一个历练的过程，只有经历了这个过程，它的体液才能由身体被挤压到翅膀，才能在破茧而出后展翅飞翔。

多维沙盘

经历过低谷或挫折的人们终要依靠自己坚定执著的努力与信念，活出真正的自己，而不是凭借外力的简单相助。倘若你憧憬更美好的生活，就难免会在成功的沿途中经历逆境的历练。

准备好了吗？去实现你最初的梦想吧！

能量转化训练

1. 写一个你与别人相处模式中相对固定的经验模式。

2. 问问自己，你由此学到些什么？它教你怎样更尊重、更爱自己？

3. 说出你自身的真理、和平、自爱、谦逊、无害、负责等特质。

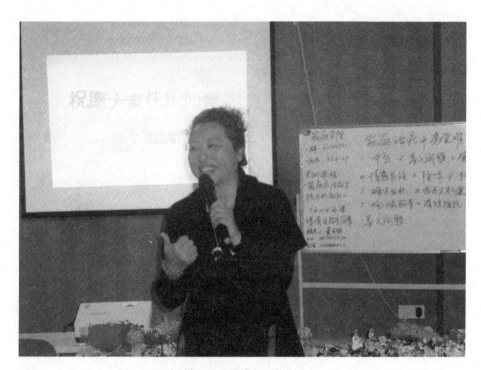

拍摄于赵玉萍老师教学现场

多维沙盘

VOLUME

第三篇

生命真理之实相

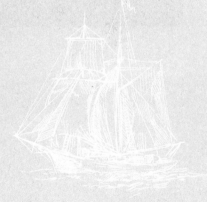

"生命真理之实相"从丰富的内在，无限的能量，达到爱的回归

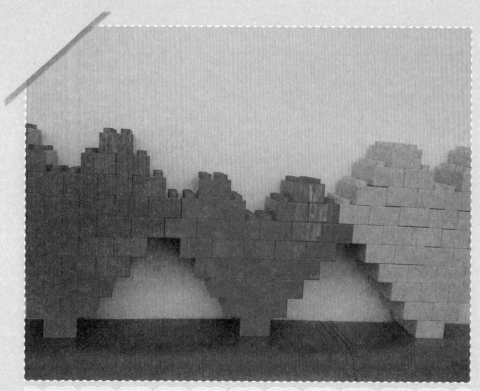

拍摄于秦皇岛紫辉工作室

　　生命是一种以爱为核心、以各自阴阳平衡的模式生生不息地、永恒不变地运行着，精神与物质统一的、精神永恒而物质更新繁衍进化的，透过光、电、声等能量形式与宇宙大自然共存的能量体。

第二十二章
丰富

22

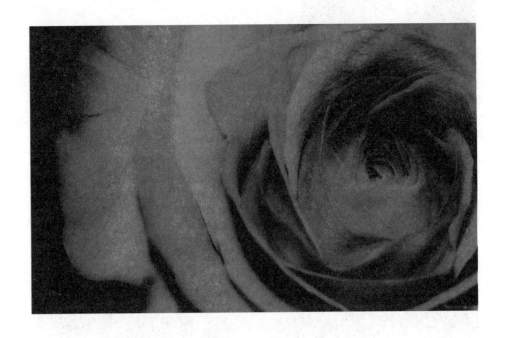

你无须给任何人证明什么，你原本就是你世界的主宰者！

一日，在我准备开始动笔写文之前，我抽到一张花卡"丰富Exuberance"，对应的是第九个瓶（如图22.1所示）。从心象来讲，红色玫瑰的图案代表着丰富、

生命真理之实相

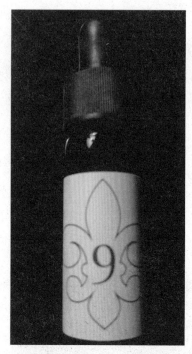

图22.1

激情与爱，"9"代表长长久久。

丰富是从你灵魂深处所散发出来的一种存在状态，当你是由你的灵魂而非你的小我（人格）来主导你的意识时，你会体验到那充满个性的丰富所带来的轻盈。当你自己丰富时，你正被指引着去扩展你灵魂丰富品质的体验。

你最伟大的创造性的投入就是你的生活，如艺术般的去创造你的生活，想象你是一位画家，你问自己"我想在我生命的画布上画些什么呢"。

上面这幅照片是福州培训基地的学员在结束沙盘培训课程后，创意的多维沙盘《沙舞飞翔》，他们每个人的脸上都洋溢着灿烂的笑

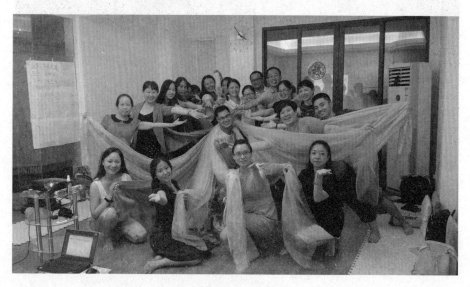

拍摄于福州培训基地

多维沙盘

容，姿态张扬着活力与激情，五彩的绸带调配出诗一般的韵律，整个画面从灵魂深处散发出充满个性的丰富所带来的轻盈与能量。

有些人不知道他们想在生活中要些什么，另一些人知道他们要什么却不知道如何让它们成为现实。无论是什么样的情况，都要变得更加有创意，而你用什么样的形式去创造并不重要，当你创造的时候，你在接近你的灵魂，当你接近你的灵魂时，你会发现你的方向，知道该如何做，并激发你创造出你被召唤的更大的生活图景的动力。

你是有创造力的，但是，你天生的创造力却可能因为受限的以及被压抑的生命经验而受阻，当这种情况发生时，你也许会变得抑郁。如果你觉得受阻，那就开始行动起来。身体上的运动会激发并整合"全脑"。同样，发出宣言，说你不再压抑你的情感。选择再次去感受，如果你害怕自己的情感，考虑找找专业人士的帮助。

"丰富"还携带着另一个信息。如果你已经在考虑某种创造性的工作，你现在被建议当下就是好时机，大胆去做吧！

记住，你的生命就是要丰富的。你被教育着去做那些你"必须"去做的事情，尽管你真的不想去做。是时候去重建你的生活，如此，你的日常生活就会从基于灵魂的丰富体验的角度去支持你，而不是将你从中拖开，当你所做的与你的灵魂相协调时，你就变得丰富了！

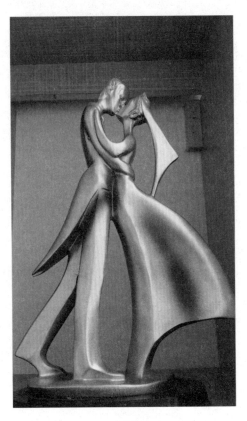

《爱》

生命真理之实相

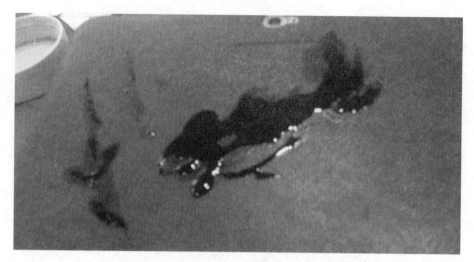

著名皇墨书法家爱新觉罗·溥光先生的作品《鱼戏》

　　这幅《鱼戏》作品是爱新觉罗·溥光随手用水作的画，这既是多维沙盘的一种呈现，又凝结着他深厚底蕴和抒发情怀的"心象"——虚静空灵中蕴寓深沉炽烈，表达一种柔中寓刚的内蕴。

　　所以，有觉知地选择去活出那一个片刻接着一个片刻的丰富状态来！

多维沙盘名言集锦

宇宙间存在着真实的丰富！

　　1. "沙盘游戏让我把想说而又说不出来的东西表达出来！"（来自二年级小学生的心里话）

　　2. "这个真不错，让学生易于动笔，乐于写作。挺好！打破传统的写作，让学生在玩中写作，在写作中成长，心智成长很不错。"（来自家长的心声）

　　3. 孩子们自己对绘本中故事的理解，去尽情的创造属于自己的有趣天地。他们开心地像个小天使，作为老师心里充满了自豪感！（来自老师的感言）

　　4. 家庭沙盘游戏技术传播震撼课堂，他们哭了，他们乐了一浪高过一浪，痛

苦的泪，幸福的泪从心流淌。（来自学员的感悟）

5. 多维沙盘与众不同在于把中国传统文化中的精髓和心理学很好的融合在一起。我超喜欢赵老师"凡遇我者必转化"的自信！从今天的课程开始，"陪伴者"这个词会伴随我一生。（来自学员的感悟）

6. 多维沙盘在释放中找回自我，在快乐中获得自信，在每一时刻中感受着、体会着、回味着、感悟着、慢慢的觉醒着、反思着！（来自学员的感悟）

7. 美丽的沙盘我心里的大世界！真实的看到了自己，感悟了人生！当我褪去自我，跳到角色里，我从新成长，看到、感悟到许多！沙盘无穷无尽的力量让我震撼！（来自学员的感悟）

8. 沙盘与意象对话相结合时，老师温柔的声音，合理情景的设计让我完成了和自己心灵的一次对接，让自己的心变得安静下来，没有了一切喧嚣，真的是一次从未有过的精神享受！享受的同时，我也学会了如何去听懂来访者的无声表达，如何能够和她的心灵产生共鸣，让我们学会了如何认识自我，如何读懂他人。（来自学员的感悟）

9. 老师设计的团体沙盘活动，让我感受到了沙的魅力与神奇，沟通你我他的心灵！现场做的案例分析，让大家懂得了如何读懂别人的内心世界，学会了陪伴与倾听！（来自学员的感悟）

能量转化训练

1. 现在，你会在生活中赞赏自己拥有什么？

2. 你赞赏什么人？

3. 关于你自己——你的身体、心智……你赞赏些什么？

4. 打电话或写封信给某个人，表达你对他的赞赏。

23

第二十三章
能量

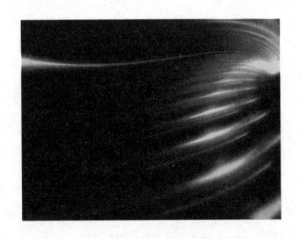

现代量子力学表明，世上的万事万物都是由能量组合而成的，而能量就是一种振动频率，每样东西都有它不同的振动频率，所以才出现了那么多不同事物的面貌。

无论是像桌子、椅子等有形的物体，还是思想、情绪等无形的东西，都是由不同振动频率的能量组成的。若振动频率很紧密而紊乱，则能量阻滞，使我们身心感到不舒服；若振动频率是规则而和谐的，则能量畅通，使我们感到一份祥和与自在。比如一排音叉，当你敲响其中一个，音叉发出清脆的高调乐声，没多久，其他的音叉也会发出同样高调的乐声，它们的声音会互相应和，产生共鸣，甚至愈来愈大声。

多维沙盘

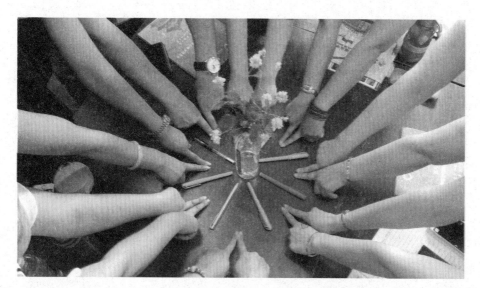

拍摄于长沙心理学博览会

　　振动频率相同的东西，会互相吸引而且引起共鸣。我们的意念、思想是有能量的，脑电波是有频率的，它们的振动会影响其他的东西。大脑就是这个世界上最强的"磁铁"，会发散出比任何东西都还要强的吸力，对整个宇宙发出呼唤，把和你的思维振动频率相同的东西吸过来。

　　"你生活中的所有事物都是你吸引过来的！是你大脑的思维波动所吸引过来的！所以，你将会拥有你心里想得最多的事物，你的生活，也将变成你心里最经常想象的样子。这就是吸引力法则"。（引自《吸引力法则使用手册》）

　　这样的例子在生活中不胜枚举，只不过很多人不注意观察总结，把自己吸引来的事物，当成是偶然或者碰巧发生。而如果你明了这个法则，并遵循它的规律，就会如你所愿。

　　例如，有一年7月南方一个城市召开全国心理博览会，我受邀开办沙盘游戏工作坊，但当地没办法提供合适的沙盘、沙具供我在教学中使用，可那时多维沙盘还没有诞生，这就意味着我要自己携带沙盘到当地才能如期开课，真是非常不便利。

　　当时我就是采用吸引力法则：我意念中一定会有人主动愿意为我提供沙盘产

生命真理之实相

品，而且不计回报。我还观想到目标和愿望实现后的美好，然后我就喜悦地等待接收宇宙的指令去行动。

就在心博会召开前半个月，有一位之前听过我课程的学员给我打电话，希望我能帮助他在当地开办第一期沙盘公益沙龙，用来拓展市场，扩大知名度。他所在的城市是比较偏远的小县城，参加沙龙的人数只有20多人，按常规我是不可能亲自去那么远的小县城做一场公益沙龙活动，我给他推荐过其他沙盘导师，但他强烈渴望我亲自去，出于爱心我来到当地为他主讲了第一场沙盘公益沙龙。临别时，这位学员说要开车到南方的心博会继续参加我的沙盘工作坊，我忽然眼前一亮，跟他说出了心博会现场没有沙盘产品的困难，这位学员立即爽快地说："老师，您大老远不计报酬来我这小地方帮助我开拓市场，我感恩不尽，您给我一个表达感激的机会，我开车把工作室的沙盘拉到心博会的培训现场，保证不耽误您的课，好不好？"

这样的结果不是偶然，是我们的意念、思想这块"磁铁"发散出比任何东西都还要强的吸力，对整个宇宙发出呼唤，把和我的思维振动频率相同的东西吸过来。所以，想要的沙盘产品就来到了我面前。

非常重要的一点是，你要在不冀望回报的前提下开始付出，这将会给你带来直觉与感恩。当你无条件的付出时，你就是在启动能量循环，那么你将会收到成倍的能量回报。根据吸引力法则，你给出的能量将会吸引回报能量。同样频率的东西会共振，同样性质的东西会因为互相吸引，而走到一起。

我们现在的思想则创造着未来的外在环境！所以，只要我们开始运用这个定律，那么我们就可以实现健康和财富，幸福和快乐！在多维沙盘的世界里，正能量的积淀与转化非常地重要。

多维沙盘在艺术方面与形体、舞蹈、瑜伽、绘画、绘本等有很好的链接，它是让人们理解艺术方面的含义后，结合沙盘，尽情的想象和创造属于自己的有趣天地，呈现丰富多彩的"心象"。

下面是一则沙盘与绘本结合所产生的能量转化的故事。

绘本名称《大猩猩》，绘本内容是：单亲家庭小女孩安娜，她渴望得到爸爸的关爱，可是现实生活中的爸爸既冷漠又严肃。父女两人没有交流。在安娜过生日的前一晚，安娜想要大猩猩作为生日礼物，得到的却是一只玩具猩猩。安娜感到自己被关在笼子里，像动物园里的猩猩一样。不过，当晚让人惊异的事情发生了，玩具猩猩变成了真正的大猩猩，并且要带安娜去动物园玩……

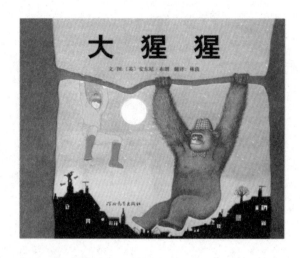

当孩子看了《大猩猩》的故事后，在沙盘中呈现了她与父亲的故事（如下图所示）。

沙盘作品中，黑色的蝎子和穿西装的男人是爸爸，爸爸背后的小女孩和公主是

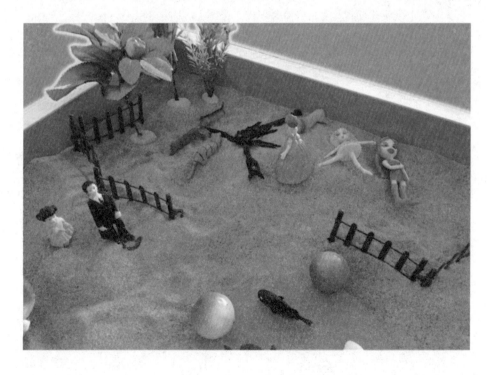

自己，栅栏里面的场景是出去玩的场景。

一个沙盘里面的同一个沙具，不同的角度、不同的情感、不同的人、不同的场景都会赋予不同的解读，就如人生一样！这个绘本，也是一个小小的沙盘世界！

孩子在做沙盘的时候，她的思想、情感、语言、行动结合在一起以后的能量，在沙盘中都可以得以实现和转化。

"父亲"和"大猩猩"的共同点——高大威武却亲切温和，描绘了一个忙忙碌碌、不擅表达，却用行动来体现伟大的父爱的感人故事。也细致地刻画了孩子心中，孤独害怕，渴望父亲所给予安全感的心理。

大猩猩的梦幻形象出现，更是使孩子产生强烈的认同感。当孩子的注意力或者能量，集中在对伟大父爱的认同与感恩的方面时，这种注意力能量是积极的，它就会吸引着它们成为她生活的一部分。

这个宇宙法则告诉我们的就是我们的思想、情感、语言、行动结合在一起后的能量形式将会吸引与其本质相同的人事物，也就是消极能量吸引消极能量，积极能量吸引积极能量。

人体的能量除了获取宇宙能量外，还取决于饮食和睡眠。休息时，能量内收，像正在充电的电池一样。能量必须是流动的，气血才能流通，像"不通则痛"。所以要有适当的运动。而剧烈的运动或剧烈情绪中均是释放能量。能量是身体、头脑、心灵的共同媒介。

你自身的能量系统，如经络（身体的能量通道）、与气轮（身体的能量中心），放射着电磁能和光。在你的自身及周遭，存在着甚至比我们目前所能测量出来的还要细微的能量。

——摘自[美]詹姆斯·亚瑟·雷著，刘继奎译《吸引力法则使用手册》

多维沙盘名言集锦

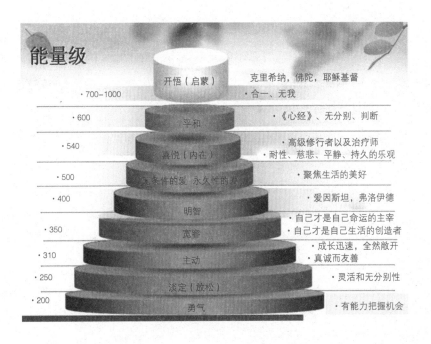

能量级

能量级	状态	描述
700-1000	开悟（启蒙）	克里希纳，佛陀，耶稣基督·合一、无我
600	平和	·《心经》、无分别、判断
540	喜悦（内在）	·高级修行者以及治疗师·耐性、慈悲、平静、持久的乐观
500	无条件的爱 永久性的爱	·聚焦生活的美好
400	明智	·爱因斯坦，弗洛伊德
350	宽容	·自己才是自己命运的主宰·自己才是自己生活的创造者
310	主动	·成长迅速，全然敞开·真诚而友善
250	淡定（放松）	·灵活和无分别性
200	勇气	·有能力把握机会

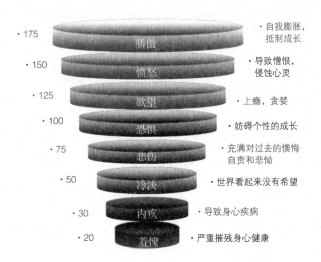

能量级	状态	描述
175	骄傲	·自我膨胀，抵制成长
150	愤怒	·导致憎恨，侵蚀心灵
125	欲望	·上瘾，贪婪
100	恐惧	·妨碍个性的成长
75	悲伤	·充满对过去的懊悔自责和悲恸
50	冷淡	·世界看起来没有希望
30	内疚	·导致身心疾病
20	羞愧	·严重摧残身心健康

能量级图

生命真理之实相

能量转化训练

肯定自己

这个练习并不复杂：只是肯定你自己，常常这样做。肯定你的情绪，肯定你生活中的事件，照照镜子而肯定你自己。任何时候你若发现自己感觉焦虑或迷惑，就对自己说："这是我的人生，是我形成它的。"

明白你的情绪是你形成那个人生的工具，它们是一个你借以了解自己的有用而宝贵的方法。欢迎它们，肯定它们和肯定你自己。

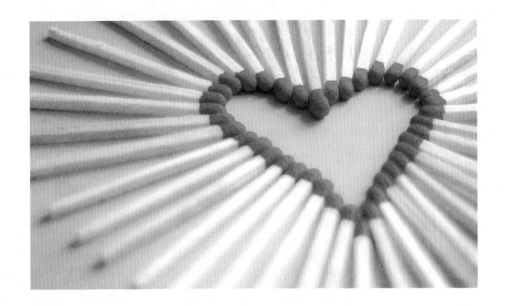

爱的回归，最终的目标是——回归宇宙的本体。

在本体的世界里，体验其永生与创造的快乐。

　　在这个世界上的物质都是有限的，但是无限的爱是没有限定的，爱是可以超越和疗愈一切问题的唯一的良药。比如说，这个世界上的药物，有的人喝了不见好，还有的人喝了就好了，有的可以治愈，有的无法治愈。

但是，当我们真正理解了这份无限的爱的时候，任何的问题和障碍，没有一个是不能被爱来解决的。

爱可以疗愈战争，爱可以疗愈愤怒和憎恨，爱可以疗愈一切的不和谐，爱是唯一的良药。

爱自己

现在的不和谐、烦恼、痛苦或者疾病的存在，是因为我们没有能够真正地爱自己。"爱自己"绝不是娇惯或者任性地满足自己所有的要求。

"爱自己"是什么？那就是：不会对自己和别人说坏话，不会去非难、评判、责难，而且不会有"把自己和别人想得不好"的念头。因为外在没有别人，你评断别人其实就是对自己的评断。这种不正确的念头、不正确的语言、不正确的行为，让我们不能够正确地做身口意的表达，所以，你的内在才会有痛苦、烦恼和不和谐。

真正的爱自己是能够正确地表达身口意、正确地去表达自己的人。

当你带着爱去活着的时候，就相当于你感受到了宇宙的实质。"活出爱"是什么？那就是活出了智慧、活出了力量、活出了光。完美的创造、完美的建设、完美的运作，那就叫作"爱"。

在沙盘室里有三只猴子的物件——有一只是捂着眼睛的猴子，有一只是捂着嘴的猴子，还有一只是捂着耳朵的猴子。这三只猴子到底是什么意思？众说纷纭。"捂着眼睛，不要看外边了""我们真的没必要讲话了""没有必要听别人说什么了"，后来我通过几十年的追寻，终于找到了圆满的答案。

捂着眼睛的猴子，不是告诉我们从此不要再看了，而是从一切的、有形有相的、在你眼前出现的一切当中看到无限的爱、感受到无限的爱，而不要只看到别人的缺点或者短处。所以这才是让我们正确地看。而捂着嘴也不是告诉我们不要说话了，而是不要讲别人的坏话，不要责难、批判别人，而是只要讲话就只讲爱的正能

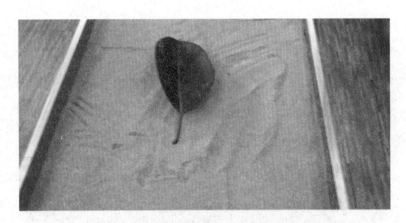

（a）

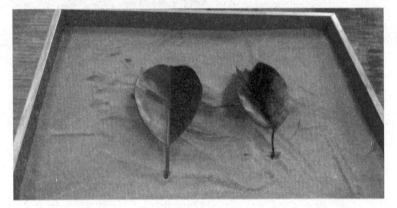

（b）

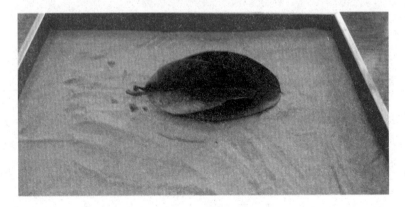

（c）

沙盘作品《爱可以疗愈一切》

生命真理之实相

_189

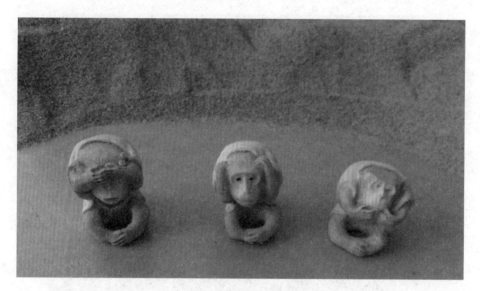

三只猴子（捂着眼睛、捂着耳朵、捂着嘴巴）

量的语言，这才是捂着嘴的这只猴子的意思。捂着耳朵的这只猴子也不是告诉我们不要再听别人说话了，而是当你去听的时候，不要只听到责难别人的话、或者诽谤别人的语言，对这些负面消极的信息不要支着耳朵去听。

当我们的思想不够正确的时候，我们就没有办法正确地看，没有办法正确地说，也没有办法正确地听。所以在这三个行为之前，这个思想如果不正确了，这三个行为都没办法正确。

所以我时刻都带着这个疑问，所以说在看、说、听之前，首先有一个行为一定要是正确的，才能让这三个行为正确，那就是：我们正确的念头。

改变你的说话方式就是爱

我们说出来的话对生活有很大的影响，大部分人都没意识到这点。我们说出来的话是建设生命的基础，我们一直在说话，很少思考我们说话的方式、或说了些什么，我们很不注意自己所说的话，实际上我们大部分人都喜欢说消极的话。

小时候，老师教我们如何选择符合语法规则的词，而语法在不断变化，不合适某个时期的语法也许适合另一个时期，过去是，现在不是了，而语法和词义没有直接联系，对我们的生活也没有影响。

在学校也没有人教我，人说出来的话对生活有直接影响，也没有人告诉我，思想能塑造生命，没有人告诉我，我所说的话将变成生活经历回到自己身上。这些宝贵的经验让我们看到生活的基本原则："对待别人要像对待自己一样。"你所做的事将会回报到自己身上，这并不是想让你有犯错感。

从来没有人告诉过我，我是个有价值的人，我应该得到美好的东西，也没有人告诉我，生活会眷顾我。

小时候，我们用难听的绰号称呼别人，彼此贬低，我们为什么会这样？跟谁学的呢？想想我们所受的教育吧，许多父母总是一遍又一遍骂孩子愚蠢、懒惰、淘气、讨厌、不够好等，甚至说"真不该生下你"这样的话。当我们听到这样的话时，表面上装作顺从听话的样子，却不知道，这些话对我们造成了多大的伤害，带来多大的痛苦。

我们最初接受的信息往往是从父母得来的，我们经常听到父母吩咐"多吃菜，常打扫房间"等，你会认为，只有做了这些事才能得到爱和接纳，实际上这只是别人的价值观，这和自我价值没有关系。你认为，你要取悦别人才能在这个世界上生存，否则就不允许你生存下去。

从父母那里受到的影响，决定了我们和自己说话的方式，我们对自己说的话非常重要，是我们讲话的基础，这些话能带来相应的精神气氛，并吸引相应的生活经历。

如果我们贬低自己，生活就会变得没有意义，如果我们爱自己并为自己感到骄傲，生命将会变得幸福和精彩。

如果我们生活得不幸福、不美满，就会很轻易地怪罪父母和别人，认为这都是他们的错，然后就陷入各种问题和内心的混乱不能自拔。指责不会给我们带来自由，请记住，我们说出去的话蕴藏着力量，这种力量来自对生命的责任，这听起来似乎很可怕，但这是事实，不论我们承认与否，我们要先对自己的嘴负责，才能

生命真理之实相

对生命负责，因为我们说出来的话反映了我们的思想。请聆听自己说的话，如果你听见不好听的、有局限性的话，就请换一种说话方式吧！如果我听见什么坏消息，我不会说给别人听，我想，到我这里就已经够了，我会释放它们，如果有什么好消息，我会让每个人都知道。

当你和别人谈话时，注意听他们说的话和说话的方式，看看这些话能否和他的生活经历捆绑在一起。许多人的生活充满了"应该"这个词，我的耳朵对这些词已经很熟悉了，每次当我听到"应该"这个词时，就像听到了钟声在我耳旁炸响。我经常听到人们在一段话里出现很多"应该"。喜欢说"应该"的人总是觉得，自己的生活怎么那么呆板，为什么自己不能摆脱某种困境，他们希望控制一切不能控制的事，他们总是让自己和别人的生活出现很多失误，然后困惑生命中为什么没有自由。

我们可以把"必须"这个词从思想里清除，如果能做到，就会给自己减轻很大的压力，我们经常说"我必须……我必须……"，而给自己带来很大的压力。请把这句话换成"我选择去工作，因为到付房租的时间了"。这样说话会使你看待生命的角度发生不同的变化，让每件事都来自我们的选择，虽然有时并不是那样。

很多人还喜欢用"但是"这个词，我们说完一句总要加上"但是"，这样说会给我们带来两种不同的选择，给自己造成混乱，下次再说"但是"时请注意了。

另外还有一个要小心使用的词是"别忘记"，我们习惯说"别忘记这、别忘记那"，然后呢？我们最终还是忘了，我们需要记住的事，最终还是忘记了，请用"请记住"代替"别忘记"吧！

早晨起床后，你会咒骂不得不去上班吗？你会抱怨天气吗？你会喊着腰疼、头疼吗？然后你会想什么，说什么？你会大叫孩子起床吗？许多人每天早晨说的话都一样，你所说的话怎么帮你开始新的一天呢？这些话是积极愉快的吗？还是每天早上都是抱怨和指责，如果是这样，你每天都将处在同一种状态中，没有任何改变。

临睡之前你在想什么，你的思想充满了力量还是充满了忧虑，不光是对钱的忧虑，还有对生活中各种问题的忧虑。你忧虑明天吗？我临睡之前都会阅读一些好的文章，我知道，我能在睡梦中清除一些不好的东西，为了更好地迎接明天。

我发现，我能在睡梦中找到各种问题的答案。我知道，梦能帮我解决生活中很多问题。

我们是唯一能控制自己思想的人，没有人能强迫我们思想，我们选择了自己的思想，这些思想是我们和自己说话的基础，我通过自己的生活经历明白了这些规律，于是我用教别人的理论来开始我的生活，我小心自己的言行和思想，原谅自己的不完美并接纳自己，而不是努力得到别人的接纳。

当我开始用一种友善的态度对待生活，并对生活充满信心时，我的路开始明亮起来，我停止了指责自己和别人，停止传播各种坏消息，人们总是喜欢把坏消息很快传播开来。我们在背后议论别人，别人也可能会议论我们，因为我们所做的事会回报到自己身上。

如果和来访者谈的时候，我会注意听他们说的话，大约10分钟，从他们说话时使用的词，我就能知道，他们为什么会遇到问题，我通过说话的方式了解我的来访者，我知道，他们所说的话导致了他们的问题，想想看，当一个人和别人说话时只说不好的事，那他会和自己说些什么呢？肯定是些消极的思想、贫乏的思想。

我们说的话反映了自己的思想和思维方式，当一个人孤独、贫穷、身患疾病时，他会说些什么？会怎样看待自己？怎样看待工作、生活和人际关系？他想追求什么？请试着从他谈话中使用的词去了解他。

如果你希望改变，请从自己身上做起，从最小的事开始，如果你改变了说话的方式，你的生活将随之改变。

我建议大家做一个小练习，经常把自己讲话录音下来听听你讲了些什么和你讲话的方式。听到这些你可能会很惊讶，你听到了自己的用词和音调的变化，然后开始了解自己，记下你重复说过三四遍的话，因为这些话反映了你的思维方式，也许，有的是积极的思维方式，而你重复多次的，是消极的思维方式。

生命真理之实相

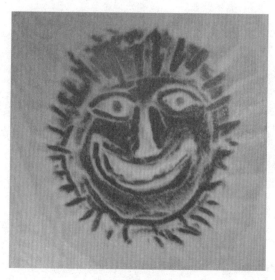

团体沙盘作品《笑脸》

你配得到美好的事物和爱

停下来想想，现在你需要什么，你今天的生活需要什么，想想看，然后说："我想得到……"（无论你想得到什么），我发现，这能使我们牢牢掌握住这些事。

问题的关键在于我们相信——自己不配得到，我们的力量取决于我们是否相信自己配得到，实际不配得到的感觉来自童年时的遭遇和所受的教育，而这并不意味着我们不能改变。

经常有人和来访者说"自我暗示一点用都没有"，实际上这与自我暗示无关，而是我们相信——自己不配得到美好的事物。

让自己相信配得到的一个方法是，自我暗示后，观察自己的思想，然后写在纸上，这样，能让你清楚地看到自己的思想。你会发现，不配得到、不爱自己的这些思想实际上是来自别人的看法。

当我们相信"自己不配得到"，就会用各种方法毁灭自己，我们会混乱、失去一些东西，伤害自己、可能还会摔倒或发生意外。

因此，我们要相信，我们配得到所有美好的事物，这是生活为我们预备的。

为了清除负面的思想，你要用哪些积极思想建设新生活呢？需要有什么样的思想基础？要如何认识自我？要相信什么？要接受什么？

你可以从这些积极思想起步：

◇我有价值。

多维沙盘

◇我配得到。

◇我爱自己。

◇我允许自己成功。

这些思想是信念的基础，在这些思想基础上自我暗示，才能得到你所想要的。

他们在听我演讲过程中得到了治疗。这种情况有时显得微不足道，有时也会戏剧性地出现。

在某大学，一位男生告诉我，他的眼睛深度近视，在听演讲的过程中，看东西清晰了很多，1个月后眼睛视力明显提高，因为当他听到"相信自己，一切皆有可能"时，他就决心释放了。释放了一些东西时，眼睛的视力就奇迹般好转。这个实例让我们看到，我们有无穷的力量，当我们没有准备好释放的时候，无论怎么样努力也没用，我们不能释放，那是因为它可能对我们有用，当我们准备好释放了，奇迹就会发生，就像那位大学生一样，受到一点触动就能释放。

如果你还有改不掉的坏习惯，请问自己，这个坏习惯对你有什么好处？如果能

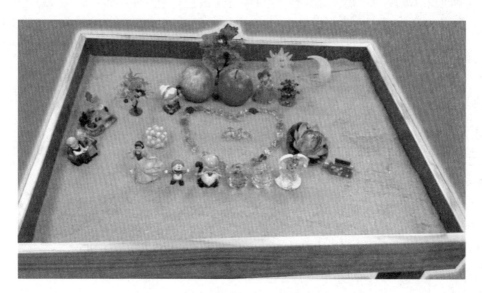

沙盘作品《永恒的爱》

生命真理之实相

改掉，你的生活会怎样？如果没有得到答案，换一种方式问自己："如果没有这样的习惯，会怎样呢？"

在今天，一个信息万变，高科技产业迅猛发展的新时代，比以往任何时候，都更需要人类的友爱和支持；都更需要众多领域前仆后继、勇于奉献和牺牲的团队组合去效力。所以，一个良好的人际关系对社会经济发展的影响，就更凸显其重要作用。

能持久地维系，人与人之间合作关系的纽带是什么？那就是爱。就是这个爱，它包含的是一种更严格意义上的律己行为，是一种更大限度上的对他人忍让和宽容的态度，是一种无怨无悔的付出和奉献的精神。

爱的表现，不一定是轰轰烈烈，它可以更多地体现在人与人交往的，一些最不起眼的平凡琐事之中。哪怕是一个眼神、一个动作、一句话，也能使他人因为你的爱而重生、而激发体内蓄着的能量，去创造财富，去服务社会，进而形成最优化的人力资源组合，有效地提高生产力，促进社会的发展。

社会的富足，又必将带来更多的公众福利，它能促使企业加大再生产的投入，以全新的产品质量和服务功能，去满足人类日益提高的生活愿望和需要，这就是良性的经济循环。

爱的魅力和力量，无时、无刻、无处不展现在我们的面前。

如果我们每个人，每天都能多一些对爱的思考，对他人的奉献，那么，我们的友谊会更长久，夫妻会更相惜，亲人会更和睦，国家会更兴旺，世界会更太平，人类就会更幸福。从这个意义上来说，爱，就是自律和奉献；爱，更是造福社会也造福自己的回归。

爱的回归

我是因为爱这个世界才来的。所以，我将用全然的爱来接受这个世界，并用全然的爱让世界更加美丽。

我深深地知道，物质不能让世界美丽，唯有美德、智慧与爱才能；物质不能拯救人类，唯有美德、智慧与爱才能。

我要对自己的生命负责。我知道，决定我生命的主因是我自己。没有命运，只有选择，选择我的念头、语言和行为；没有命运，只有创造，创造生命的喜悦、美好和神奇！命运是一个个选择连接起来的轨迹，命运是不断创造累积起来的总和。

我活在这个世界，就是为了改变这个世界。我知道，爱是一切创造的源泉。我要用全身心的爱来对待今天——每一个人，每一件事，每一株小草，每一粒石子……

我要用全身心的爱来迎接美好的明天！我知道，心在哪里，命就在哪里；心是什么，命就是什么。所以，从今天起，我要用心中无限的创造力来影响世界！

这就是我努力学习、成长、吃苦和忍受的动力！

我要带着希望，怀揣梦想，我要让自己像花一样绽放，我要让生命因我而飞翔。

我要用无限的爱让世界更美丽！

我要用无限的爱让世界更美丽！

我要用无限的爱让世界更美丽！

——摘自寂静法师《能量朗读——让世界因我而美丽！》

多维沙盘名言集锦

爱是身心灵整合的源泉

法国思想家罗曼·罗兰曾说过："要播洒阳光到别人心里，先得自己心里有阳光。"

心理学鼻祖弗洛伊德也说过："我总是向外寻求力量与自信，谁知道它们时时刻刻都在我的心灵深处。"

美国催眠大师米尔顿·艾瑞克森针对求助者的催眠治疗，强调治疗中的灵活性、创意性。他曾指出："改变的力量就藏在病患的内在，治疗师所要做的只是如何去唤醒。"

能量转化训练

我释放你！

遇到有什么不满意的事，我发现一个最快的解决办法，就是用爱祝福它："我用爱祝福你，我释放你。"

这个办法可运用到一切人、一切环境、一切事情和生命中的各个阶段。如果你想改掉某种习惯，想获得自由时，可以试试这个方法。

我是台湾赛斯教育基金会一级心灵辅导师，学习身心灵已有16年左右时光，因着这些丰厚经验，当与赵玉萍相逢，很快我和玉萍就激荡出许多很棒的东西，包含创新的多维沙盘。

我与玉萍是两个非常不同的人，像太极图的一阴一阳。记得，我刚开始问她，"沙盘一定要用沙盘跟沙子吗？""可不可以天地为沙盘，生活即沙盘？""物件一定要用厂商做出一堆物件吗？""带起来真不方便，可不可随处随手皆能当物件？"她刚听到我说这些想法时，不断解释"不可能"等语言，完全可以看出她内在冲突有多大，但她真非普通人，很快她愿意试着做做看，光这点就看出玉萍是个有弹性敢挑战且充满勇气的人。

我一向认为冲突只是彼此意见不同，面对它会带来更丰盈的结果，玉萍认为和谐是最重要的，我俩冲突时，我是说完就没事，她压抑情绪常要好一段时间调整，这呈现在刚开始工作坊合教时，她很敏锐，嗅到可能会有冲突时就立即跳入场中缓和。处理个案时，她做个案温柔细致，行云流水般，润物细无声；我喜欢单刀直入，快速讲效果、效率。当个案常常讲不到多久我就看出个案是什么信念创造事件的发生，立即就有冲动，想让个案看见他自己创造问题的发生，要为自己生命负全责；玉萍是个温暖圆融的人，她对来访者很有耐心，并且完全相信来访者有自我疗愈的潜能，看个案没准备好就让咨询进度慢下来。

相异的两人，同时又是身心灵经验丰富的带领者，场域的变化跌宕起伏，峰回路转，有趣又刺激，常能帮个案从不同角度看见问题，个案既被滋养又能面对真实自己。多次合作下来，我们两人的默契愈来愈好，个案及上课学员收获也愈来愈大，都能圆满收场。

从玉萍身上我增添许多柔性能量，更看见一个带领者如何影响学员的榜样的力量。我俩常自信地说："再难的个案我俩同时出手也会协助个案看见资源与出口，迎回自己的力量。"

我是海峡两岸教OH卡引导师的训练导师，我俩刚开始用彼此熟悉的东西。沙盘与OH两者混搭，发现不但能缩短咨询时间、次数，且效果奇佳，后来我们更扩展现场及宇宙间的物件当物件。

多维沙盘就是生活化、多样化、方便性，可谓集两者优点于一身。

这本书是玉萍一人闭关写出的，我只是提供了想法与所见。第一年我俩几乎天天在QQ上讨论身心灵的观念，第二年开始接触更多案例，她说此书是我俩精心创作的，但我要说做成此书她功劳最大。《多维沙盘》不仅突破传统沙盘及其他限制性因素，而且是进行海峡两岸一场盛大的爱的互助合作，它的意义非凡。

我带着满满的感恩，阅读完手稿，有很大的反思。从手稿中，我发现自己在教学和咨询中的说话盲点，我的快速、直接虽然让个案几乎无处可逃，但少了温暖和让来访者自我疗愈的空间，毕竟每个人的生命进度、个性不同。从现在起，我决定要尊重每个生命，信任过程，留出更大空间给团体及个案，尊重、等待也是不错的选择。

这本书的整体结构如玉萍的个性般细致、翔实、有次第。多维沙盘形式涵盖面更广，超越一切形式，让人领悟沙盘就在你生活的每个片刻。相信看完本书，你的意识会更开阔，咨询案例时能看见整个流程，以及在个案中如何运用咨询技巧。我相信对从事或想做咨询工作的人有很大的帮助，更难得的是每节后有发人深省的多维沙盘名言集锦，能简短有力地直指人的内心；章节后还有增加能量的转化训练，帮助人们在生活中如何落地地转换能量。这是一本全方位实用、提高生命质量，值得一再翻阅的好书。

曹春燕

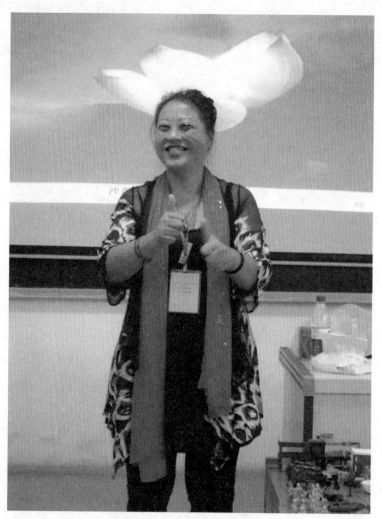

拍摄于心博会赵玉萍老师的培训课堂

多维沙盘

　　一沙一世界，一花一天堂。当我见到赵老师时，她的身体里有一股神奇的力量。这力量涓涓细流和不断留下涟漪在我们心底，陪伴着我长大了。

　　赵老师带领我们进入沙子的世界，让我们知道没有评论和判断。我们只是静静地待在那里，成长于我们周围的世界和感觉心跳的瞬间。

　　魔法的力量可以带我们去探访潜意识的自己；一切都变成我们的独特生活。在沙的世界，我们懂得珍惜、感恩并持久。此外，这是完全沙世界的真相。

　　谢谢赵老师，是您让我知道了解沙的世界的意义所在。

张静

加利福尼亚州洛杉矶

结

缘

沙

盘

与

爱

同

行

2014年单位买了沙盘游戏器材，看着这一个个招人喜欢的小物件，我真的是爱不释手，按捺不住激动的心情，先自己创造了一个沙盘作品，当摆完的时候，我的眼中禁不住盈满了泪水，呈现出来的分明是我多年的情结，原以为早已释然，却不知它依然藏在潜意识里，我不禁感叹，这小小的沙盘真是神奇，每一颗细沙就像爱的音符，拨动着我的心弦，每一个小物件就好像会说话，倾诉着我的心声。那一刻，我心融化在这心理沙盘的方寸之间。此刻想来，就是赵玉萍老师所说的"一沙一世界"的感觉。

那时的我还没有系统学过沙盘游戏治疗，凭着对沙盘游戏的热爱，我开始了探索之路，经常是一边让学生做，一边和书对照，下来再自己总结。好在是中学生对沙盘游戏那份由衷的热爱让他们乐此不疲，丝毫不会在意我是否是新手，那时的我更多的是陪伴，是倾听，看着他们玩沙时的开心，摆放物件的专注，分享时的得意，我知道情绪释放和心理疗愈已经发生。曾经我就用这样温暖的陪伴和接纳疗愈了一个抑郁症的女孩，只是时间稍微长了一些，慢慢的，我不再满足，我希望更好地掌握这门技术，这样，彷徨中的孩子们就会更快地投入到学习和生活中，毕竟青春不待人。

2015年6月，就在我迫切需要一位导师的指引时，幸运的我，在爸妈在线高峰论坛廊坊站，结识了沙盘游戏治疗专家赵玉萍导师——我生命中的贵人。我常想，这是上天对我的眷顾，真的是心想事成。

还记得在高峰论坛上我用了很多个"希望"表达我当时激动的心情。高峰论坛后，我参加了赵老师的工作坊，当时，我是有一些小小的自负的，我对赵老师说我已经了解了沙盘游戏的基础理论，也已经进行了实践的探索，而且还有十几年的心理咨询的经验，我要学就学最高级的课程。

赵老师问我："你积累了几百个沙盘游戏的治疗个案了吗？如果没有，你就必须从中级开始学。"当时的我是有些不情愿的，但是时至今日，跟赵老师学的越多，积累的个案越多的时候，我的心也变得越来越谦卑，越来越诚服。我深深感受到赵老师这句话的重要性，这种严谨的态度既是对来访者负责，也是对咨询师负责，毕竟当来访者做沙盘作品时，是把他的心呈现给咨询师了，咨询师必须有足够的能力去呵护、去引领。

跟随赵老师学习，我才真正深入到了沙盘世界，赵老师给我开启了一扇全新的窗，在学习中，我深深领悟到沙盘游戏不仅仅是呈现，是宣泄，更重要的让疗愈发生。是沙盘内外爱的能量的流淌，智慧的问话引发来访者的觉察与领悟，各种技术依贴着来访者的心灵活地运用，我深深地折服了，也如饥似渴地学习着，3天的课程赵老师很少讲理论，都是实操。课程结束时，我不仅学到了技术，我自己的心结也打开了，更重要的是，我的心中满满的都是爱的能量。

还记得那对小夫妻，进入工作坊前彼此抱怨、隔阂，工作坊中多次紧紧相拥，泪流满面，工作坊结束时两个人充满了喜悦、深情与依恋，沙盘游戏治疗就是这样神奇的旅程，赵老师就是这样一位拥有大爱和能量的导师，一路走来心灵已然发生蜕变。

从此以后，我一直追随赵老师学习，只要赵老师来廊坊我就会想办法跟随，聆听老师的教诲，2015年9月，跟随赵老师和台湾的曹春燕导师感受了多维沙盘的神奇，宇宙就是大沙盘，天地万物皆在沙盘中，多维沙盘从多维角度，融有形与无形，实现天地人和谐归一。 12月份第二次高峰论坛后再次参加赵老师的工作坊，感恩赵老师，让我再次接受心灵的洗礼，一路欢笑，一路泪水，一路感动，一路成长。

跟随赵老师学习，我感悟到沙盘游戏只是载体、工具，咨询师的爱与接纳是融化来访者心灵之冰的阳光，沙的世界是承载来访者心灵之痛的怀抱，在母子一体性的包容而温暖的氛围中，来访者呈现、演练，咨询师协助来访者把苦苦外求的目光拉回自己身上，"亲爱的，外在没有别人，只有自己"，唯有自我觉察，自我修炼，启动自身的能量开关，放下生命的伪装，活出真正的自我， 实现内心世界的和谐与富足。而在团体沙盘中最重要的是让彼此的心凝聚，在感动中彼此感恩。

现在，我把沙盘游戏治疗运用到了亲子关系的调试中，每个周六的晚上用沙游的形式陪伴孩子和家长成长，十几期下来，很多家长和孩子经由这神奇的沙盘游戏改变了，母亲在沙游中看到了孩子的懂事，丈夫与妻子在沙游中沟通彼此的感受，家庭关系更和谐了，孩子的心理状态和学习成绩也越来越好，每每看到他们喜悦地分享改变时，也就是我最幸福的时刻。

岁末年初时，赵老师在廊坊"天下第一城"写书，我几次去探望，现在的我早已不再痴迷技术的提升，而是更多地感受赵老师身上满满的能量和爱。赵老师说过，"沙盘游戏就是能量，就是爱，好好学，好好用，我们一起打造沙盘帝国，让这份爱的能量惠及更多的人。"

结缘沙盘，与爱同行！感恩赵老师，我坚定地跟随，一起行走在传播大爱的路上。

学员：续慧敏

多维沙盘

一沙一世界、一花一天堂，手中拥有无限、刹那便成永恒

我是一名心理咨询师，从事并热爱着这份助人自助的事业近十年了，她已然是我生命的一部分，不可割舍的一部分，我像热爱生命一样热爱着她，在自己不断学习的道路上曾经多次接触过沙盘游戏，但可以说都是擦肩而过的感觉，真正把我带入沙盘王国的却是赵玉萍导师。

在全国第六届中国梦和谐世界应用心理学博览会上，那次震撼人心的观摩体验彻底打破了我对沙游的质疑，用化腐朽为神奇来形容这一过程一点都不为过，个案在经历抽丝剥茧、痛彻心扉般的苦楚后很快就转化到涅槃重生、化蛹成蝶的人生境界。我感叹沙盘疗法的神奇也让我领悟到，疗愈个案绝不是沙盘游戏本身那么简单，而是赵玉萍老师用生命陪伴生命、用生命影响生命的结果。而促使个案转变的就是爱，是赵玉萍老师几十年人生阅历、成长、提炼、升华、积淀、浓缩的人生大智慧、大爱。这份爱超越时空、地域甚至是不同的种族。

我对赵玉萍导师身上闪耀的人性光芒，以及她对生命的理解感到由衷的钦佩和仰慕。如今我手捧赵玉萍导师的这本

《多维沙盘》手稿，内心充满了无限的感动和感恩，感动她曾经帮助过那么多的生命，感恩她对我的帮助和鼓励。唯愿赵老师多出佳作精品，感染、鼓舞、帮助到更多的人。

作为学员，我自己的境界和学识真的无法来点评这本书，只能用高山仰止来形容，但我愿意跟随导师去学习和成长。

一沙一世界、一花一天堂，手中拥有无限、刹那便成永恒。

"爸妈在线"廊坊分中心：车中权

[1] 〔美〕希恩.语言的力量[M].童欣.北京：中国华侨出版社，2013.

[2] 张德芬.遇见未知的自己[M].长沙：湖南文艺出版社，2013.

[3] 〔德〕埃克哈特·托利.当下的力量[M].曹植.北京：中信出版社，2009.

[4] 〔美〕海伦·舒曼.奇迹课程[M].若水.昆明：云南人民出版社，2011.

[5] 〔德〕贝波儿·摩尔.向宇宙下订单[M].林燕君.北京：中国城市出版社，2010.

[6] 〔美〕Jane Roberts.个人实相的本质[M].王季庆.长沙：湖南人民出版社，2013.

[7] 〔美〕詹姆斯·亚瑟·雷.吸引力法则使用手册[M].刘继奎.北京：中国青年出版社，2009.

[8] 〔美〕Sanaya Roman.活在喜悦中[M].王季庆.北京：华文出版社，2010.

[9] 《化解生命的无力感》，选自《许添盛演讲的摘录》.许添盛新浪博客http://blog.sina.com.cn/xutiansheng2008.